上海辭書出版社圖書館藏

中醫稿抄本叢刊

段逸山◎主編

第七册

·青囊集要（卷十二至卷十四）

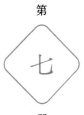

上海辭書出版社

青囊集要

卷十二至卷十四

目録

卷十四……三九三

青囊集要卷十二目錄

雜病十九 積聚癥瘕方

化癥散
易簡紅丸
積塊丸
硇砂圓
醫林阿魏丸
温白丸
宣明三稜散
山甲散
阿魏膏

阿魏麝香散
阿魏化痞散
四味阿魏丸
鵰鳩丸
麯櫱丸
葛花解醒丸
香茸丸
見蚬丸
酒癥丸

川楝子丸

硇砂圓

天台烏藥散

木香楝子散

加味通心散

立效散

九味蟠葱散

香橘散

崑崙丸

香楝酒
念珠圓
金鈴圓
茴香散
寬脹散
荔枝丸
木疝丸
茱萸散
消核散

下蟲丸

殺蟲圓

榧檳散

殺蛔丸

胡粉丸

蕪荑散

安蚘散

烏梅丸

安蟲散

萬應丸

雜病二十二淋濁遺精方

固脬丸

加減桑螵蛸散

縮泉丸

猪肚丸

又方

生附子散

參苓琥珀散

牛膝膏

加味葵子茯苓散

大金花丸

金鎖玉關丸

猪苓丸

家韭子丸

金鑠丹

玉鎖丹

茯苓丸

永禪室藏板

苦參丸

控延丹

勝金丹

青囊集要卷十二

南海普陀山僧心禪輯
傳徒僧大智
大延仝校
門人王學聖

雜病十九

積聚癥瘕方

香靈丸

治腹中瘕聚血塊攻痛

海粉醋煮　三稜　莪朮醋煮

紅花　五靈脂　香附各等分

石鹻減半

右七味共為細末醋糊為丸如梧子大空心白朮

湯吞下三十丸日二服

䰡漆膏

治男子痞塊婦女血塊極妙藥性不猛而效又速

阿䰡一兩　生漆濾去渣淨　木耳為末各四兩

黃蜜六兩

右四味用錫罐一個盛藥封固放鍋内水煮三炷香取起冷定每服二茶匙燒酒送下日進三服忌油膩發氣物

消積丸

治食積痰積胸腹痞脹胃寒作嘔等症

廣皮　三稜　莪朮

檳榔　青皮　枳實

蘿蔔子　麥芽　草豆蔻各一兩

厚樸　山查肉各一兩五錢　神麴二兩

廣木香七錢

右十三味共為細末黑砂糖為丸每重一錢空心白湯調服

化痞丸

治氣滯血積胸腹痞脹腹中結聚成塊疼痛拒按或大如杯或大如盤肌肉消瘦

莪朮醋炒　海浮石煅　三稜醋炒

瓦楞子煅　乾漆　大茴香

山查　穿山甲　丁皮

五靈脂　白芷　陳皮
延胡索　廣木香　牡丹皮
青皮　桔梗　枳殼
胡椒　神麯　蒲黃
香附　桃仁　紅花
川芎　當歸　厚樸
砂仁　鼈甲醋炙　樸硝各三錢
阿魏五錢　小茴香　赤芍藥
史君子淨肉　桂皮　鐵花粉各四錢

水紅花子四兩

右三十七味共為細末皂莢煎湯疊丸如桐子大每服三十丸壯實人可加至四五十丸日三服温酒下一料可治二人

痞塊丸

治脾虛氣滯血結而成五疳腹大堅硬四肢肌肉漸消或胸腹脇下結成癥瘕按之則痛

人參　白朮　阿魏

石斛　萊菔子各五錢　水紅花子一兩

胡黄連　蘆薈　柴胡

枳實　臭蕪荑　川芎各三錢

川黄連　使君子淨肉　青黛

青皮　木香　夜明沙

龍膽草各三錢五分　蝦蟇皮炒二張　沉香二錢五分

三稜醋拌炒　莪朮醋拌炒　檳榔

蒼朮各五錢五分　陳皮三錢五分　麥芽五錢同巴豆肉

三錢炒去巴豆不用

右二十七味共爲細末用豮猪肚煮爛搗丸如桐

子大每服三錢米湯送下

千金消癖丸

治脾虛肝熱痰食積滯成癖腹内生蟲

蘆薈　陳皮去白　厚樸薑汁炒

青黛　廣木香　檳榔各一錢

麥芽炒　神麯　水紅花子各四錢

使君子去殼　胡黃連　香附水浸

莪朮醋炒　三稜醋炒　山查肉

白茯苓　白朮去蘆　人參去蘆

甘　草炙一錢

右十九味共為細末以阿魏一錢水和麪打糊為
丸如菉豆大每服五十丸米飲下

療十年痃癖方千金

桃　仁去皮尖雙仁煮熬　豉乾泡去皮熬擣篩各六升　乾　薑擣篩三升

蜀　椒去目閉口者生擣篩三升

右四味先擣桃仁如膏合擣千杵如乾可入少蜜
和擣令可丸如酸棗大空腹酒服三丸日三外用
熨法熨患處

化癥散

消癥瘕痞塊

阿魏　全蝎各二錢　金頭蜈蚣全用一條

大黄酒炒一兩　皮硝二兩

右五味共研細末收貯大人每用五分小兒每用三分裝入雞蛋内飯上蒸熟火酒送下每晚食一枚七晚食七枚不過十日半月癥瘕漸消改換顔色

易簡紅丸

主破癥消瘕并治小兒脾胃虛弱食積不化之症極有神效

蓬　朮　　三　稜　　橘　皮

青　皮　　胡　椒　　乾　薑

阿　魏　　礬　紅

右八味共為細末水泛為丸每服六十丸薑湯下

積塊丸

治癥瘕積聚癖塊蟲積

三　稜　　莪　朮各用醋煅　　自然銅

蛇含石各燒研二兩　雄黃　蜈蚣各一錢二分焙

木香一錢五分　鐵花粉用粳米醋炒一錢　辰砂

沉香各八分　冰片五分　蘆薈

天竺黃　阿魏　全蝎焙乾各四錢

右十五味共為細末用雄猪膽汁和丸如桐子大

每服七八分諸蟲皆效

硇砂圓

治一切積聚停飲心痛

硇砂　三稜別研末　乾薑

香白芷　巴豆去油各五錢　大黃别研末
乾漆各一兩　木香　青皮
胡椒各一分　檳榔　肉豆蔻各一枚
右十二味共為細末以釅醋二升煎巴豆五七沸後下三稜大黃末同煎五七沸入硇砂同煎成稀膏稠稀得所便入諸藥和匀杵圓如菉豆大年深氣塊生薑湯下四五圓食積白湯下白痢乾薑湯下赤白痢甘草湯下血痢當歸湯下葱酒亦得

醫林阿魏丸

治諸般積聚癥瘕痞塊

山查肉　南星皂角水浸　半夏

麥芽炒　神麴炒　黃連各一兩

阿魏醋浸　連翹　瓜蔞仁

川貝母各五錢　風化硝　石鹹

蘿蔔子炒　胡黃連各二錢五分

右十四味共為細末薑湯浸蒸餅為丸如梧子大

每服五十丸食遠薑湯下

温白丸

治五臟心腹積聚癥癖痞塊大如杯碗胸脇脹滿嘔吐心下堅結旁攻兩脇如有所礙及一切諸風身體頑麻三十六種遁尸注忤十種水病痞塞心痛腹中一切諸疾但服此藥無不除根

川烏（製二兩） 皂角（炙去皮弦） 石菖蒲

柴胡 桔梗（去蘆炒） 厚樸

紫苑 人參 黃連

茯苓 乾薑（炮） 桂心

川椒（去目炒） 巴豆霜（另研各五錢） 吳茱萸（湯泡一宿炒）

右十四味共為細末入巴豆研匀和煉蜜為丸如
梧子大每服三丸薑湯下
肥氣柴胡川芎湯下
伏梁菖蒲黄連桃仁湯下
痞氣吴茱萸乾薑湯下
息賁人參紫菀湯下
賁豚丁香茯苓遠志湯下
宣明三稜散
治積聚癥瘕痃癖堅滿不散痞悶食不下

三稜　白朮炒各二兩　莪朮

當歸各五錢　木香　檳榔各三錢

右六味共為末每服三錢沸湯調下

山甲散

治癥瘕痞塊瘀血心腹作脹

穿山甲炒　鼈甲醋炙　赤芍

大黃炒　乾漆炒烟盡　桂心各一兩

川芎　芫花醋炒　歸尾各五錢

麝香一錢

右十味為末每服一錢温酒調下

阿魏膏

治一切痞塊

羌活　獨活　黑參

官桂　赤芍　穿山甲炮

生地黄　雄鼠糞　大黄

白芷　天麻各五錢　紅花

槐柳枝各二錢　土木鱉二十枚去殼

右十四味用真麻油二斤浸春五夏三秋七冬十

日煎黑去滓入亂髮雞子大一握再熬濾清徐下
真黃丹攪匀軟硬得中入
芒硝　阿魏　乳香
沒藥各五錢取起離火再入
蘇合香油五錢　麝香三錢調匀成膏磁器收藏
臨用時取兩許攤大紅緞上貼患處內服健脾消
積開鬱藥丸貼膏須正當痞塊不可偏偏則隨藥
少處遯去即不得力貼後以綿紙掩用芒硝隨患
處鋪半指厚以熱熨斗熨一時許日熨三次硝耗

再加月餘藥力盡其膏自脫便愈年久者連用二膏無不消盡若是肝積見於左脇加蘆薈末和硝熨之倘積去於所遯處再貼一膏必仍歸舊窠矣

普濟方無羌活黑參白芷天麻生地赤芍川烏南星半夏甘草人參五靈脂各五錢

消痞猪脬

治身體羸瘦不堪之痞塊不能用尅伐藥者

硃砂　銀硃　飛丹

明雄　阿魏各三錢　硇砂一錢

鴿糞炒五錢　麝香五分　皮硝明者研細一觔

右九味共研勻用猪尿胞一個留小口做一漏斗插口內將藥末徐徐裝入再用火酒一觔燉熱泡入胞內將尿胞頭摺轉紮緊預將患處用皮硝四兩白酒一觔煎數滾洗患處再將尿胞紮上用布裹緊三日解去又換一個大建奇功屢驗

棗膏圓

治肺之積名曰息賁在右脇下大如杯令人灑淅寒熱喘嗽發癰疽

葶藶　陳橘皮　桔梗各等分

右三味先以下二味為末入葶藶研勻煮肥棗肉和圓如梧子大每服五七圓米飲下許學士云予嘗患停飲久積肺經食已必嗽漸喘覺肺系急服此良驗

五靈脂圓

治肺喘久不止成息賁者

五靈脂二兩五錢　木香五錢　葶藶一分

馬兜鈴去殼炒一分

右四味共為細末棗肉和圓如梧子大每服二十
圓生薑湯下日三服

葶藶圓

主定喘急治肺積

苦葶藶一兩一分　當歸　肉桂
白蒺藜　乾薑　川烏頭
吳茱萸　鼈甲　大杏仁
茯苓　人參各五錢　檳榔一兩

右十二味共為細末煮棗肉和杵圓如梧子大每

服二三十圓薑棗湯下日三四服不拘時候

肥氣散

治肝之積名曰肥氣在左脇下大如覆杯有頭足久不愈令人發欬逆痻瘧

厚樸　陳皮　甘草炙各五錢

地扁蓄　瞿麥穗　大麥芽

川芎各五錢　沉香　木香各一錢五分

大黃酒浸二兩　柴胡　青皮

莪朮各五錢　鼈甲一兩

右十四味共為末每服四錢薑湯下忌油膩動氣之物及房事一月藥須黄昏時服勿食晚飯以大小便下惡物為度

息賁散

治肺之積名曰息賁在右脇下大如覆杯久不愈令人灑淅塞熱喘欬發肺壅

茅山蒼朮　厚　樸　陳　皮

甘　草炙　地扁蓄　瞿麥穗

川　芎　桑根皮　鬱　金

白蔻仁各五錢　沉　香　木　香各一錢五分

大　黄二兩酒浸

右十三味共為細末每服四錢黄昏時薑湯下忌

同前

痞氣散

治脾之積名曰痞氣在胃脘覆大如盤久不愈令

人四肢不收發黄癉飲食不為肌膚

茅山蒼朮　厚　樸　陳　皮

甘　草炙　扁　蓄　瞿麥穗

大麥芽　川　芎各五錢　大　黄酒浸二兩

右九味共為細末每服四錢黄昏時薑湯下忌同前

伏梁散

治心之積名曰伏梁起齊上大如臂上至心下久不愈令人煩心

厚　樸　陳　皮　甘　草炙

地扁蓄　瞿麥穗　大麥芽

莪　朮　川　芎各五錢　黄　連三錢

沉　香　木　香　石菖蒲各一錢五分

右十三味共為細末每服四錢黃昏時薑湯下忌

同前

賁豚散

治腎之積名曰賁豚發於少腹上至心下若豚狀

或上或下無時久不愈令人喘逆骨痿少氣

厚　樸　甘　草炙　瞿麥穗

川　芎　附　子　當歸身

吳茱萸各五錢　肉　桂五錢　茯　苓四兩

沉香　木香各一錢五分　川楝子

李根白皮各一兩

右十三味共為細末每服四錢淡鹽湯下忌同前

以上五方或和煉蜜為丸亦可

凡熱積宜本方加黃連黃芩寒積加薑桂附子酒積加葛根痰積加半夏水積加桑皮赤小豆血積加桃仁紅花肉積加阿魏山查果積加麝香草果丁香如病久及虛弱之人不可遽用前藥者或先服補藥然後攻之或用攻藥去病之半而即補之

或服攻藥三日間服補藥一日神而明之存乎其人矣

阿魏麝香散

治腸覃諸積痞塊

阿魏五錢酒煮　麝香一錢　雄黃三錢

野水紅花子四兩　神麴炒　人參

白朮生用各一兩　肉桂五錢

右八味共為散每服三錢用烏芋即荸薺三枚去皮搗爛和藥早晚各一服砂仁湯過口

阿魏化痞散

治癥痞寒熱及痃癖瘕聚虛人禁用

川芎　當歸　白朮

赤茯苓　紅花　阿魏各一錢

鼈甲尖酥炙脆三錢　大黄八錢酒炒　蕎麥麪一兩

右九味共為散每服四錢好酒一盞調稀糊服服

後三日服痛見膿血為驗忌生冷油膩大葷酒麪

等物

四味阿魏丸

治肉積發熱

山查肉薑汁炒一兩　連翹仁　黄連薑汁炒各五錢

右三味共為末另用阿魏一兩醋煮糊丸如麻子大每服二十丸至三十丸食前沸湯下脾胃虛人六君子湯下

鵪鶉丸

治食魚鼈成痞此方最捷餘不效驗

鵪鶉一隻去毛水酒各半煮爛入阿魏五錢更煮汁盡為度取肉搗爛焙乾骨用酥炙

水紅花子六兩　白朮二兩　阿魏

神麯　茯苓　當歸各一兩

橘紅　甘草炙各五錢

右九味共為細末加生薑自然汁半杯入煉蜜丸如彈子大細嚼一丸沸湯或温酒過口早暮各一服

麯糵丸

治酒積成癖腹脇滿痛後便清沫

神麯炒　麥糵炒去殼各一兩　黄連五錢同巴豆七粒炒去巴豆

右三味共為細末水泛為丸如梧子大每服五十丸食前薑湯下酒漬下白沫加炮薑二錢下鮮血倍黄連下瘀血加紅麴一兩

葛花解酲丸

治酒積或嘔吐泄瀉痞痛頭疼小便不利一切等症

白蔻仁　西砂仁　粉葛花

西黨參　雲茯苓各一兩　廣陳皮

建澤瀉　粉豬苓　淡乾薑

六神麴各七錢　廣木香五錢　焦白朮一兩
小青皮七錢
右十三味共研細末水泛為丸每服三錢空心米飲下日二服

香茸丸

消飲酒多遂成酒泄骨立不能食但再飲一二盞泄作幾年矣

嫩鹿茸酥炙黄　肉豆蔻煨各一兩　生麝香另研一錢
右三味共為細末陳米飯為丸如梧子大每服五

十丸空心米飲下

見覞丸

治寒氣客於下焦血氣閉塞而成瘕聚腹中堅大久不消者

附子炮去皮臍四錢　鬼箭羽　紫石英各三錢

澤瀉　肉桂　玄胡索

木香各二錢　檳榔二錢五分　血竭一錢五分另研

水蛭一錢炒盡烟　京三棱五錢剉　桃仁三十粒湯浸去皮尖麩炒研　大黄二錢剉用酒同三棱浸一宿焙

右十三味除血竭桃仁外同爲末入另研二味和勻用无浸藥酒打糊丸如桐子大每服二十丸淡醋湯送下食前温酒亦得

按此方消瘀之力頗大用得其宜亦不爲峻

酒癥丸

治酒癖腹痛下利遇酒即嘔

蝎尾十五枚去毒熱醋泡去鹽炒香　雄黄皂子大一塊

巴豆十五粒不去油

右三味共爲細末入白麪二兩五錢滴水爲丸如

豌豆大候稍乾入麩炒香每服二三丸温酒或茶

清下

水煮金花丸

治食積痰飲結聚年久不散

雄黃二錢研　南星薑汁炒　半夏薑汁製各一兩

天麻煨五錢

右四味共為細末入白麪二兩研勻滴水為丸如

梧子大滚漿水煮十二丸以淨為度濾入冷漿水

內沉冷每服一丸涼茶下逐時服之一日服盡以

上海辭書出版社圖書館藏中醫稿抄本叢刊

徽利為度不必盡劑

雜病二十

疝症方

蜘蛛散金匱

治陰狐疝氣偏有小大時時上下此方主之

蜘蛛十四枚熬焦　桂枝五錢

右二味杵爲散取八分一匕飲和服日再服蜜圓亦可

三層茴香丸

治腎與膀胱俱虛邪氣搏結不散遂成寒疝臍腹

疼痛陰囊偏大皮膚壅腫搔癢不休時出黃水延成瘡瘍或陰子腫脹須温導陽氣煖養腎經凡一切寒疝等症不過三料全愈

舶上大茴香淨肉一兩五錢用鹽五錢炒焦黃和鹽稱用一兩連下三味共四兩

川楝子　北沙參　廣木香

蓽撥各一兩　檳榔五錢　雲茯苓四兩

製川烏五錢

右八味共研細末米糊為丸如梧子大每服二三錢空心白湯下

茴香丸

治疝症神效

白朮　白茯苓　八角炒

吴茱萸　荔枝核　山查核各一兩

橘核三兩　枳實八錢

右八味共研細末煉蜜為丸重一錢五分空心細嚼一丸薑湯送下

濟生橘核丸

治四種㿗疝卵核腫脹偏有大小或堅硬如石痛

引臍腹甚則膚囊腫脹成瘡時出黄水或癰腫潰爛

橘核炒　海藻　昆布

海帶各泡　川楝肉炒　桃仁麩炒各一兩

製厚樸　木通　枳實麩炒

延胡索炒　桂心　木香各一兩

右十二味共為細末酒丸如桐子大每服七十丸温酒或鹽湯下此輭堅之藥

麝香大戟丸

治陰癩腫脹或小腸氣痛

葫蘆巴四兩　麝香一錢　大戟五錢炒黄

茴香　川楝子各二兩以好酒二升葱白七根長三四寸同煮軟去核取肉和丸　木香　訶子酒浸蒸

附子泡　檳榔各一兩不見火

右九味共為細末麵糊為丸如桐子大或酒或薑湯下五十丸此方通治疝氣他如荔枝核青鹽牽牛等俱可加入不必因一二味之殊另名一方

葫蘆巴丸

治大人小兒盤腸奔豚疝氣偏墜陰腫

葫蘆巴炒一觔　茴香炒十二兩　吳茱萸洗七次炒十兩

川楝子炒十八兩　川烏泡去皮尖　大巴戟去心炒各六兩

右六味共為細末酒煮麪糊為丸如桐子大每服十五丸空心温酒下小兒五丸茴香湯吞下一方加黑牽牛

木香金鈴子丸

治疝氣外腎腫痛如神

木香　大附子泡去皮臍　人參

小茴香鹽水炒　乳香　延胡索
全蝎　川楝子去核　沒藥各等分
右九味共為細末好酒為丸如桐子大每服百丸
空心黄酒下其痛即止
川楝子丸
治疝氣及一切下部之疾腫痛縮小雖多年服此
藥永去病根
川楝子淨肉一觔分四處四兩用麩一合斑猫四十九枚同麩炒黄色去麩斑猫不用四兩用麩
一合巴豆四十九粒同麩炒黄色去麩巴豆不用四兩用麩一合巴戟一兩同麩炒黄色去麩巴戟不用

四兩用鹽一兩茴香一合同炒黄色去鹽及茴香不用　木　香一兩不見火

破故紙一兩炒香為度

右三味共為細末酒糊為丸如桐子大每服五十丸鹽湯下甚者日進三兩服空心食前各一

硇砂圓本事方

許學士云有人貨疝氣藥日數千錢有一國醫多金得之用之良驗

木　香　沉　香　巴豆肉各一兩

青　皮二兩　銅　青五錢研　硇　砂一分研

右六味以上二香青皮三味細剉同巴豆慢火炒令紫色為度去巴豆為末入青砂二味研勻蒸餅和丸如桐子大每服七丸至九丸鹽湯呑下日二三服空心食前各一服

徐洄溪云按此方法既有理而用銅青更奇此等所謂海上方也

天台烏藥散

治疝瘕小腹牽引控睪而痛

烏藥　木香　茴香鹽水炒

青皮醋炒　良薑各五錢　檳榔赤生二枚

川楝子大者二十枚酒浸煮去皮核取淨肉同白豆三十粒炒去巴豆

右七味杵為散每服二錢溫酒調服痛甚者薑汁

酒送下

木香楝子散

治偏墜久藥不效屬溼熱者

川楝子三十枚同巴豆三十粒炒去巴豆製法如天台烏藥散同　川萆薢五錢

石菖蒲一兩鹽水炒　青木香一兩　荔枝核二十枚燒存性

茴香炒取淨末六錢

右六味杵為散每服二錢五分入麝香少許空心鹽酒送下

加味通心散

治小腸疝痛水道不利

瞿麥穗一兩　木通　梔子仁酒炒黑

黃芩　連翹　甘草梢

川楝肉　車前各五錢　肉桂三錢

右九味杵為散每服五錢加燈心二十莖竹葉十片水煎服

立效散

治疝因食積作痛

山查肉醋浸炒黑一兩　川楝肉酒煨　小茴香鹽水炒

枳實炒　蒼术泔浸去粗皮炒　香附醋炒

山梔薑汁炒黑　青皮醋炒各五錢　吳茱萸去閉口者三錢

右九味杵為散每服五錢加生薑三片水煎服

九味蟠葱散

治疝因風寒溼氣所傷睪丸腫痛

延胡索一兩　肉桂五錢　乾薑炮二錢

丁香一錢　茯苓六錢　甘草炙

蒼朮泔浸炒　檳榔　羌活各三錢

右九味杵為散每服五錢入連鬚葱白二莖水煎食前熱服取微汗效不愈再服腹脹便秘有食積梗痛去羌活加三稜蓬朮縮砂仁各一錢

香橘散

治睪丸偏墜

茴香鹽水炒五錢　懷香鹽水炒　橘核去殼研壓去油

山查肉炒各一兩

右四味杵為散每服三四錢空心温酒調服

崑崙丸

内消疝氣

橘核鹽炒　香附童便浸炒　川楝肉鹽炒各二兩

茅蒼朮炒　吳茱萸鹽酒泡七次去苦水　青皮

檳榔各一兩　延胡索　枳實

小茴鹽水炒　廣陳皮　山查各一兩五錢

真川椒去目焙　木香各五錢　肉桂去皮二錢五分

右十五味共為極細末醋煮米糊為丸每服六七

十丸空心淡鹽湯下

消疝丸

治寒溼氣滯成疝

橘核鹽炒　藿香各一兩　大茴

荔枝核炒　青皮醋炒　陳皮各五錢

沉香二錢　硫黄三錢火酒煮

右八味共為細末酒糊為丸如梧子大每服七十

丸空心温酒鹽湯任下

消疝丹

治小腸疝氣

白术　荔枝核炒　山查

小茴香炒研　檳榔　木通

豬苓　崗橘子　昆布

白茯苓　海藻　官桂

澤瀉　川楝子各等分

右十四味㕮咀水二鍾煎一鍾食前洗浴温服如

房勞腎虛加人參五分

雙補分消丸

治肝腎之氣血兩虧以致沉寒不散溼熱不清睾丸冷脹陰囊腫大者此丸久服補而兼消

山梔仁　香附　川椒子

山查　陳皮　川楝子各一兩

當歸　白朮各二兩

右八味共為細末用陳米炒熟為末醋湯打糊為丸每早空心百滾湯吞服二錢

硫黃橘核丸

治疝痛氣衝心下築塞欲死手足冷者

硫黃不拘多少火中鎔化即投水中去毒　荔枝核
橘核炒黃　陳皮焙燥各等分
右四味共為細末飯丸如桐子大每服四五丸酒下甚者六七丸不可多也

青木香丸

治腎冷疝氣脹疼
吳茱萸一兩分作二分酒醋各浸一宿焙乾　香附一兩
蓽澄茄　青木香各五錢
右四味共為細末米糊為丸如梧子大每服七十

丸空心鹽湯下或乳香葱白湯亦可

定痛散

治奔豚工攻心腹腰背皆痛或疝氣連睾丸痛

木香　馬藺草醋炒　茴香

川楝子炒各一兩

右四味共為末每服四錢滚酒冲服連進二服痛即止

酒煮當歸丸一名丁香楝實丸

治寒束熱邪疝瘕諸痛及婦人帶下瘕聚

當歸　附子炮　茴香各一兩
川楝子酒煮去皮核淨五錢
右四味以酒三升煮酒盡焙乾入後四味
丁香　木香各三錢　延胡索醋炒一兩
全蠍十四枚滚醋泡去鹽
共為細末酒糊丸梧子大每服五七十丸至百丸
食前温酒送下雲岐家秘多肉桂五錢
開元固氣丸
專治各種疝氣初起寒熱疼痛如欲成囊癰者用

新鮮地骨皮（即枸杞根）　生薑（各四兩）

右二味共搗如泥以絹包於囊上其癢異常一夕即消永不再發

神妙丸

治疝氣小腸氣膀胱氣盤腸氣木腎氣及偏墜下部等症

沉香　吳茱萸（鹽酒炒）　橘核

乳香（各一錢）　木香　荔枝核（搗碎炒黄色）

大茴香（各一錢五分）　硫黄（鎔化傾入水取出研末三分）

川芎鹽水煮透取起切片五分

右九味共為細末酒丸如梧子大每服五十丸空心米湯下

香楝酒

治偏墜疝氣

南木香　川楝肉　小茴香

大茴香各三錢

右四味作一服鍋內炒至香入葱白連鬚五根用水一碗淬入鍋內以碗合住候煎至半碗取出去

渣加好酒半碗和入炒鹽一茶匙空心熱服至痛者一服立愈

念珠圓

治膀胱疝氣外腎腫脹痛不可忍

乳香 硇砂各三錢水飛淨 黄蠟一兩

右三味乳香研細硇砂同研匀鎔蠟和圓分作一百單八粒以線穿之露一夕次日用蛤粉為衣旋取一粒用乳香湯吞下

項年有人貨疝氣藥肩上擔人我二字以為招目

日貨數千錢有一國醫多金得之用之良驗即此
方也

金鈴圓

治膀胱腫硬牽引疼痛及治小腸氣陰囊腫毛閒
水出服之神效

金鈴子肉五兩　茴香炒　馬藺花炒

菟絲子　海蛤　破故紙

海帶各三兩　木香　丁香各一兩

右九味共為細末蒸餅和圓如梧子大每服二三

十圓温酒送下鹽湯亦可空心食前服

茴香散

治膀胱氣痛

茴香　金鈴子肉　蓬莪朮

三稜各一兩　甘草五錢炙

右五味為細末每服二錢熱酒調下

張紉安云每發痛甚連日只服此藥每日二三服

立定

許學士云頃在徽城歙尉宋荀甫膀胱氣作疼不

可忍醫者以剛劑與之痰愈甚小便不通三日矣臍下虛脹心悶予因候之見其面赤黑脈洪大予曰投熱藥太過陰陽痞塞氣不得通爲之奈何宋尉尚手持四神丹數粒云醫者謂痛不止更服此予曰若服此定斃後無悔渠懇求治予適有五苓散一兩許分三服易其名用連鬚葱一莖茴香一撮鹽一錢水一盞半煎七分令接續三服中夜下小便如墨汁者一二升臍下寬得睡翌日診之脈已平矣續用硇砂圓與之數日差大抵此疾因虛

得之不可以虚而驟投補藥經云邪之所湊其氣必虚留而不去其病則實故必先滌所蓄之邪然後補之是以諸方多借巴豆之氣者蓋為此也

寛脹散

婦人陰疝

檳榔　官桂　木香

大腹皮　沈香　青皮各一錢

香附　小茴香各一錢五分

右八味㕮咀薑三片水一鍾煎至七分温服

荔枝丸

治諸氣疝痛

荔枝核四十九枚燒焦 陳皮九錢 硫黃四錢

右三味共為細末鹽水打麪糊為丸如菉豆大遇痛時空心温酒服九丸良久再服不過四五服即愈奇驗

木疝丸

即木腎凡人心火下降則腎水不患其不温真陽下行則腎氣不患其不和温而且和安有所謂木

强者哉木强则傷腎矣故不可純用燥藥當用温和散利以逐其邪則邪自消榮衛流轉則愈

甘枸杞　昆布　吴茱萸

天南星炮　半夏　白芷

山查肉　神麴炒　滑石炒

蒼朮鹽炒　黄柏酒炒各三兩

右十一味磨為細末酒和為丸如梧子大每服七十丸空心鹽湯下

茱萸散

治疝氣偏墜

大茴　葫蘆巴　山查

吳茱萸　官桂　橘核仁

小茴　青木香　枳實

荔枝核各等分

右十味杵為散每服二錢温酒調服

消核散

治陰丸腫大痛不可忍

川楝肉　小茴各二錢　沉香

木香　大茴香炒　食鹽
青鹽各一錢　荔枝核新者佳十四枚燒存性
右八味杵為散每服三錢空心熱酒調服

海藻散堅丸

治木腎腫大如斗堅硬如石
海藻洗　川楝肉鹽水炒　昆布洗
吳茱萸鹽湯泡七次壓去苦辣水　橘核炒
海帶洗　桃仁麩炒各一兩　木通七錢
荔枝核打碎炒　青皮醋炒　延胡索炒

小茴鹽水炒　廣木香　肉桂各五錢

右十四味共研細末酒糊為丸如桐子大每服六七十丸空心淡鹽湯或温酒任下

喝起丸

治疝氣腎虛腰痛

杜仲鹽水炒二兩　葫蘆巴同芝麻炒　補骨脂炒

蘹香鹽水炒　川萆薢各一兩

右五味共為細末入連皮胡桃肉三十枚青鹽五錢同研如泥入煉白蜜丸如彈子大空腹細嚼二

丸温酒送下卧時再服二丸此本青娥丸入蘹香葫蘆巴萆薢三味故專治腎虛腰痛小腹疝瘕

天真丹

治下焦陽虛溼腫臍腹痼冷腿腫如斗囊腫如瓜肌肉堅硬是為陽虛溼注

琥珀　沉香　巴戟肉

補骨脂　肉桂心　杜仲

葫蘆巴　川萆薢　小茴香

黑牽牛各一兩

右十味共為細末酒糊為丸如梧子大每服二錢
空心白湯下

雜病二十一

蟲症方

玅功丸

治蟲積在內使人多疑善惑而成癲癇

丁香　木香　沉香各一兩五錢

乳香研　麝香另研　熊膽各二錢五分

白雷丸　陳皮去白各一兩　輕粉四錢五分

大黃酒浸一兩五錢　巴豆七粒去皮研壓去油　硃砂水飛一兩

白丁香三百粒即雄雀屎但直者是雄　鶴蝨即天名精子勿

誤用胡脹子一兩

赤小豆三百粒即赤豆之細者勿誤半黑半赤相思子

右十五味共為細末以蕎麥一兩作糊每重一錢硃砂為衣陰乾每用一丸温水浸一宿去水再用温水化開空心服之小兒減服久年病一服即愈未愈隔三五日再服至重者不過三服愈

檳榔圓

制蟲解勞悅澤肌膚去勞熱

檳榔一兩五錢　龍膽草一兩　乾漆五錢

右三味共為細末煉蜜圓如梧子大每服十圓至

十五圓空心白湯送下

歸魂散千金

治蠱毒初中在膈上者以此藥吐之

白礬生枯各半　建茶各一兩

右二味爲散每服五錢新汲水調頓服之一時許當吐出毒如此藥入口其味反甜不覺苦濇者即有蠱毒也

雄朱丸千金

治蠱毒從酒食中得者

雄黃　硃砂俱另研水飛　赤脚蜈蚣微炙去足
續隨子為細末各一兩　麝香一錢五分另研
右五味拌勻再研以糯米粥和丸如芡實大每服
一丸熱酒吞下毒當與藥俱下端午日脩合尤妙

追蟲丸

治一切蟲積
黑牽牛取頭末　檳榔各八兩　雷丸醋炙
南木香各二兩　大皂角　苦楝皮各一兩
茵陳二兩

右七味共為細末水泛為丸如菉豆大大人每服四錢小兒三錢或二錢或一錢五分量人虛實用砂糖水呑下待追去惡毒蟲積二三次方以白粥補之

下蟲丸

追蟲取積

苦楝皮根皮為上樹面次之去面上粗皮

右一味為末麪糊丸如彈子大如欲服藥宜戒午飯晡時預食油煎雞卵餅一二枚待上床時白滾

湯化下一丸至五更取下糞蟲為效

殺蟲圓

治腹中蛔蟲

白蕪荑　檳　榔各一兩

右二味共為細末蒸餅圓如梧子大每服十五圓至二十圓空心温湯下

榧檳散

療寸白蟲

榧子　檳榔　蕪　荑各等分

右三味為末每服二錢温酒調服先吃燒牛肉脯後服食水瀉永除

殺蛔丸

治病由勞熱傷心有蟲名蛔蟲長一尺貫心則死

雷丸熬　橘皮　桃仁各五分

狼牙六分　貫衆三枚　蕪荑

青葙子　乾漆熬各四分　血餘如雞子大燒

殭蠶二十枚熬

右十味擣篩蜜丸如梧子大以飲及酒空腹服二

七丸日再服

胡粉丸

療心痛不可忍似蛔蟲者

生胡麻一合　胡　粉半合熬擣

右二味先以猪肉脯一觔空腹啖嚥汁勿嚥肉後取胡粉和胡麻搜作丸以少清酒使成頓服盡十歲以上增減忌生冷猪血魚雞蒜醋等七日若是蛔蟲吐水者是也

蕪荑散

治蟲咬心痛欲驗之大痛不可忍或吐青黄緑水涎沫或吐蟲發有休止

蕪荑　雷丸　乾漆研炒烟盡一兩

右三味共為末每服三錢酒調和服之

安蚘散

治吐蚘色赤成團而活屬熱者

烏梅肉三錢　黄連　蜀椒

藿香　檳榔各一錢　胡粉

白礬各五分

右七味杵為散每服三四錢水煎如糊空腹服之
差即止

烏梅丸

治病者靜而時煩因臟寒蚘上入其膈為蚘厥當
吐蚘

烏梅三百枚　黃連一觔　黃蘗六兩
乾薑十兩　附子六枚泡　蜀椒四兩熬去汗
細辛　人參各六兩　當歸四兩
甘草炙二兩

右十味異搗篩合治之以苦酒漬烏梅一宿去核蒸之五升米下飯熟搗成泥和藥令相得内臼中與蜜杵二千下丸如梧桐子大先食飲服十丸日三服稍加至二十丸禁生冷滑物臭食等

安蟲散

治蟲攻心痛吐清水如蟯蟲發則腹脹寸白蟲則心痛並治之

乾漆炒至烟盡五錢　鶴虱炒淨　雷丸切炒各一兩

右三味為末每服二錢小兒一錢米湯調下

雄硫散

治勞蟲

雄精　硃砂　硫黃各一錢

麝香一分

右四味研極細末磁瓶收貯勿使泄氣臨用以頂好燒酒和勻用獨蒜頭去蒂蘸藥從尾閭脊骨徐徐逐節擦上如有腫處或極痛之處即是勞蟲所在須於腫痛之處多擦數次其蟲自滅不拘新久一切癆病皆能除根須擇天醫吉日正午時擦之

為妙端午日更佳忌戊己除日此藥能開背後三重關竅即體怯症夏於端午日擦之亦能神清氣爽經絡流通大有裨益此海外方也屢用神效

狐惑病方

治蟲食糞門肛破腸穿痛癢無時旁生孔竅

蜣螂七枚　新牛糞五錢　肥羊肉一兩

右三味炒黃同搗成膏為丸如蓮子大火烘熱綿裹塞肛門中半日大便中即有蟲出數次即愈

雄黃兑法千金

治蟲蝕肛門痛癢生瘡

雄黃五錢　桃仁　黃連

苦參各一兩　青葙子三兩

右五味為末綿裹如棗核大內下部

又方

治同上

雄黃　皂莢　麝香

硃砂各等分

右四味為末蜜丸如梧子大內下部日二

遇仙丹

治腸上痰氣蠱積

白牽牛用頭末生炒各一兩　白檳榔一兩　茵陳

三稜醋炒　蓬朮醋炒各三錢　沉香另末五錢

大皂莢去皮弦子酥炙淨末三錢

右七味共為細末醋糊丸如菉豆大每服四五十丸五更時茶清送下天明當有所下有積去積有蠱去蠱小兒量減孕婦忌服

琥珀人參丸

治血蠱

人參 五靈脂各一兩 琥珀

肉桂 附子生用各五錢 赤茯苓

川芎 沉香 穿山甲煅各三錢

右九味共為末煎蘇方木汁為丸每服二錢早暮溫酒下各一服

化蠱丸

治蠱積肚腹常熱

鶴蝨即天名精子炒 檳榔 苦楝根各一兩

胡粉炒五錢　白礬一錢五分

右五味共為細末米飲糊丸如梧子大一歲兒五丸大人七八十丸酸漿水入麻油少許和勻送下清米湯亦可痛時用蜀椒湯調化服

秦川剪紅丸

治蠱積為患噎膈反胃不能食

雄黃油煎　木香各五錢　檳榔

三稜煨　蓬朮煨　貫衆

椒紅各一兩　大黃酒蒸一兩五錢　乾漆煅盡三錢

右九味共為細末神麴糊為丸如菉豆大每服五十丸五更時用雞湯送下方中椒紅世本皆作陳皮惟何繼沖藏本作椒紅乃合立方命名之意方後五更用雞湯送下亦異世本

集効丸

治蟲積四肢常冷

木香　鶴蝨　檳榔

訶子肉　蕪荑仁炒各五錢　大黄一兩

熟附子　炮薑各三錢　烏梅肉十四枚

右九味共為細末煉白蜜為丸如梧子大每服三五十丸食前陳皮湯下婦人醋湯下孕婦忌服

萬應丸

治腹中諸蠱血積

黑牽牛頭末用　大黃　檳榔各一兩

白雷丸醋炒　木香　沉香各五錢

右六味將牽牛一處為末檳榔雷丸木香大黃一處為末沉香另自為末以大皂莢苦楝皮各四兩煎汁泛丸如菉豆大每服四五十丸至百丸小兒

量減孕婦忌服

雜病二十二

淋濁遺精方

固脬丸

治脬中虛寒小便不禁

茴香去子一兩　附子炮　桑螵蛸破開酥炙

戎鹽各五錢　兔絲子酒浸一宿煮爛搗絲作餅焙乾二兩

右五味共為細末乾山藥糊丸如梧子大空心酒

下五十丸

加減桑螵蛸散

治陽氣虛弱小便頻數或遺溺

桑螵蛸三十枚酥炙　鹿茸一對酥炙　黄芪三兩蜜酒炙

麥門冬去心二兩五錢　五味子五錢　補骨脂鹽酒炒

人參　杜仲鹽酒炒各三兩

右八味杵為散每服三錢空心羊腎煎湯調服并用紅酒細嚼羊腎或羊腎湯泛為丸空心酒下三錢

縮泉丸

治脬氣不足小便頻多

烏藥　益智仁各等分

右二味為末酒煮山藥糊丸如梧子大每服五十丸空心鹽湯送下　一方有覆盆子

猪肚丸

治遺精夢泄不思飲食肢瘦氣弱咳嗽漸成癆損服此自能體健諸恙必愈

白朮五兩土炒　苦參三兩飯上蒸三次去紅皮取肥白者

牡蠣四兩

右三味共為末以雄猪肚一具洗淨煮極爛擣為

丸如桐子大丸時如燥稍加熟蜜若溼量加山藥粉每日早晚以米湯各送下三錢忌食猪肝羊血番茄久服自覺輕身肥健夢遺立止又云培養精元貴節房勞更袪塵累最為良食惟半飽宜清淡酒止三分勿過傷藥餌隨時應勉進功名有分不須忙幾行俚語君能味便是長生不老方

又方

治小便頻數

猪肚一個蓮子一升同煮一同去皮心焙乾為末　舶上茴香五錢

破故紙一兩鹽水炒　川楝子酒炒去核一兩　母丁香三錢

右五味共為細末蜜丸如梧子大每服五十丸空心溫酒送下加桑螵蛸一兩尤妙

生附子散

治冷淋小便秘濇數起不通竅中疼痛憎寒凜凜或飲食過多致成斯症

附子去皮臍生用　滑石各五錢　瞿麥

半夏湯泡七次　木通各七錢五分

右五味杵為散每服三錢薑七片燈心二十莖水

煎入鹽半匙空心冷服

參苓琥珀散

治小便淋濇莖中痛引脇下

人參　延胡索各五錢　丹皮一作柴胡

茯苓各四錢　川楝子煨去皮核　琥珀各二錢

澤瀉　當歸梢　甘草梢生各三錢

右九味杵為散每服四錢長流水煎去滓熱服日進二服

八正散

治五淋利小便

瞿麥　梔子　扁蓄

大黄　滑石　木通

車前子　甘草各一錢

右八味杵爲散每服四錢加燈心一錢煎服

白龍丸

治淋濁初起小便澀痛溼熱下注等症

生軍四兩　殭蠶　甲片各二兩

沒藥去油　乳香去油各一兩

右五味共為細末加雞子清打和為丸如梧子大
飛滑石為衣每服三錢開水送下此丸不宜多服

火府丹

治心驚熱小便澀及治五淋

生乾地黄二兩 木通 黄芩各一兩

右三味共為細末煉蜜杵和為丸如梧子大每服
三十丸木通煎湯下此藥治淋澀臍下滿痛

檳榔散

治小便淋瀝不通及血淋石淋

檳榔　芍藥　苦楝子炒

馬蘭草各一兩

右四味為末每服四錢酒煎熱服

玉屑散

治尿血并五淋砂石疼痛不可忍受者

黃芪　人參各等分

右二味為末用蘿蔔大者切一指厚三指大四五片蜜奄少時蘸蜜炙乾復蘸復炙盡蜜二兩為度勿令至熟蘸黃芪人參末吃不以時仍以鹽湯送

下製法奇

瞿麥散

治血淋尿血

瞿麥穗　赤芍　車前子

白茅根　赤茯苓　桑白皮

石韋去毛　生乾地黄　阿膠炒

滑石　黄芩　甘草炙各二錢

右十二味杵為散每服二錢入血餘燒灰二錢調服

鹿角膠丸

治房勞傷小便尿血

鹿角膠 五錢　沒藥 另研　油頭髮繩 各三錢

右三味共為末茅根汁打麪糊丸如桐子大每服五十丸鹽湯下

螵蛸地黄散

治血淋神效

海螵蛸　生乾地黄　赤茯苓 各等分

右三味杵為散每服一錢用柏葉車前子煎湯下

石韋散

治膀胱有熱淋瀝不宣或尿如豆汁或便出砂石並皆治之

木通剉二兩　石葦去毛二兩　滑石

白朮　瞿麥　芍藥

葵子各三兩　當歸　甘草炙

王不留行

右十味杵為散每服二錢小麥湯調下食前日二三服

牛膝膏

治死血作淋

桃仁去皮尖　歸尾各一兩　牛膝四兩酒浸一宿

赤芍　生地各一兩五錢

右五味㕮咀水十鍾微火煎至二碗入麝香少許分四次空心服如夏月用涼水換此膏不壞

加味葵子茯苓散

治石淋水道濇痛

葵子三兩　茯苓　滑石各一兩

芒硝五錢　甘草生　肉桂各二錢五分

右六味杵為散飲服方寸匕日二服小便利則愈

此金匱葵子茯苓散加後四味也

大金花丸

治中滿熱極淋秘溺血

大黃酒浸　黄連酒煮　黄芩酒炒

黄柏酒炒各等分

右四味共為細末滴水為丸如小豆大每服三十

丸新汲水下

金鎖玉關丸
治心腎不交遺精白濁
芡　實　蓮　肉去心　藕節粉
白茯苓　乾山藥等分　石菖蒲
五味子減半
右七味共爲細末金櫻子熬膏代蜜擣二千下丸
如梧子大每服五十丸飢時醞酒米湯任下
猪苓丸
治肥人溼熱傷氣遺精便濁濇痛

半　夏破如豆大取淨一兩　猪　苓去黑皮切片以米糊漿曬乾為末淨二兩

右二味先以猪苓末一兩同半夏炒勿令焦放地上出火氣取半夏為末打糊同炒過猪苓為丸如梧子大候乾更以猪苓末一兩同炒微裂磁罐收貯空心淡鹽湯下三四十丸未申間溫酒再下一服

家韭子丸

治遺溺及陽氣衰敗白濁遺精

家韭子炒六兩　鹿　茸四兩酥炙　肉蓯蓉酒浸

牛膝酒浸　熟地黄　當歸各二兩

菟絲子酒浸　巴戟各一兩五錢　杜仲

石斛　桂心　乾薑各一兩

右十二味共為細末酒糊為丸如桐子大每服五十丸加至百丸食前鹽湯温酒任下小兒遺尿者多因胞寒亦陽氣不足也别作小丸服之

金鏁丹

治遺精夢漏關鏁不固

船上茴香　胡盧巴　破故紙

白龍骨各一兩　木香一兩五錢　胡桃肉二十一枚研
羊石子三對批開鹽五錢擦炙熟研如膏
右上五味為細末下二味同研成膏和酒浸蒸餅為糊杵熟圓如梧子大每服三五十圓空心温酒送下

玉鎖丹

治腎虛心氣不足思慮過度真陽不固溺有餘瀝小便白濁如膏夢遺泄精骨節拘痛面黧肌瘦盜汗虛煩乏力食減此方性温不熱極有神效

五棓子一觔　白茯苓四兩人乳拌蒸曬　龍骨煅二兩

右三味為末米糊丸如梧子大每服七十丸食前淡鹽湯下日三服

茯苓丸

治胞痺小腹膀胱按之內痛若沃以湯濇於小便上為清涕

赤茯苓一兩　細辛　澤瀉

肉桂各五錢　紫菀茸一兩　附子炮三錢

生地黃　牛膝酒浸　乾山藥各一兩

山茱萸肉 五錢
右十味共為細末蜜丸如梧子大每服五七十丸
食前米飲臨卧温酒送下
按此方雖以茯苓通利為名全賴牛膝地黄山茱
萸山藥調補津液為主更需桂附之辛以行牛膝
地黄之滯深得若沃以湯濇於小便之旨其用紫
菀者上滋化源下利膀胱也妙用更在細辛一味
開發上竅專主上為清涕而設九味相配成方更
無遺議世本尚多黄芪白朮甘草芍藥花粉半夏

防風獨活等味不特滋繁而且滯氣耗陰因從右編削去

巴戟丸

治胞痺虛寒臍腹痛溲數不利睡則遺尿

巴戟去骨 生地黄酒焙各一兩五錢 桑螵蛸切破炙

肉蓯蓉酒浸切焙 山藥 山茱萸肉

兎絲子酒煮各一兩 附子炮 肉桂勿見火各五錢

遠志甘草湯泡去骨四錢 石斛去根八錢 鹿茸一對酥炙

右十二味共為細末煉白蜜為丸如梧子大每服

三五十丸空心卧時米飲温酒任下羊腎湯亦佳
黄絲湯尤妙
按巴戟丸治胞痺虚寒之候詳溲數不利當是膀胱熱壅何以見其虚寒而用桂附巴戟蓯蓉鹿茸等大熱之劑當知其人腎氣久虚寒氣乘虚而入所以臍腹痛巨陽之氣化不行縱溺積鬱化為熱非温補不能蒸動氣化因彷彿地黄飲子之製稍兼生地石斛為假熱之使不必更用利水藥也右編止十二味世本尚多杜仲續斷龍骨五味子等

藥得無轉助酸收之患乎

雜病二十三

癲癇方

下痰丸

治一切風痰眩暈癲癡久不愈者

白礬一兩　細茶葉五錢

右二味共為細末煉蜜丸如梧子大食遠薑湯下五十丸久服痰自大便出

白金丸

治癲癇痰疾之實者

雜病二十三　永禪室藏板

川鬱金七兩　明礬三兩

右二味共研細末水泛為丸如梧子大每服一二錢開水送下或石菖蒲湯或薄荷湯送下

鎮心丸

治癲癇狂疾心火熾甚痰氣昏迷神識不清等症

犀牛黃　銀粉各七錢五分　辰砂

煆龍齒　膽草　竺黃

遠志肉　生地黃各五錢　黨參

雲茯苓　犀角各一兩　鐵粉七錢五分

右十二味共研細末煉蜜為丸每丸重三分七釐外加白蠟為殼封固每服一丸開水送下

癲癇丸

治猪羊二癲瘋病

苦參 陳茶葉各二十兩曬乾 川鬱金 生白礬各八兩 廣木香 薄荷各四兩曬

右六味共研細末煉蜜為丸硃砂為衣每服五錢清茶送下服完二料其病全愈硃砂酌用有人患此病症苦累之極諸藥無效後得遇此方照法製

服應效如神

莨菪子散

治五癇

猪卵一具陰乾一百日 莨菪子三升 牛黄八分

鯉魚膽五分 桂心一兩研

右五味以清酒一升漬莨菪子暴令乾盡酒止擣合下篩酒服五分日再當醉不知稍增

抱膽丸

治一切癲癇風狂或因驚恐怖畏所致及婦人產

後血虛驚氣入心并室女經脉通行驚邪蘊結

水銀　硃砂細研各二兩　黑鉛一兩五錢

乳香一兩

右四味先將黑鉛入銚子內下水銀結成砂子次下硃砂乳香乘熱用柳木槌研勻丸如雞豆子大每服一丸井花水呑下病者得卧切莫驚動覺來即安再服一丸除根

琥珀壽星丸

治心膽被驚神不守舍或痰迷心竅恍惚健忘妄

言妄見

天南星一觔掘坑深二尺用炭火五升於坑内燒紅取出炭掃淨用好酒一觔澆將南星趁熱下坑内用盆急蓋訖泥壅合經一宿取出再焙乾為末　琥珀四兩另研

硃砂一兩研飛一半為衣

右三味共為細末和豬心血三枚生薑汁打麪糊攪令稠黏將豬心血和入藥末丸如桐子大每服五十丸煎人參湯下日三服

苦參丸

治狂邪發惡或披頭大叫欲殺人不避水火

苦參五兩

右一味為末蜜丸如桐子大每服十丸薄荷湯下

控延丹

治諸癇久不愈頑涎聚散無時變生諸症

川烏用生　半夏湯洗各五錢　鐵粉三錢研

白殭蠶炒五錢薑汁浸一宿　甘遂麪裹煨　全蝎各二錢五分

右六味共為細末生薑自然汁為丸如菉豆大硃砂為衣每服十五丸食後生薑湯下忌食甘草

勝金丹

治癡病狂怒叫號遠年近日皆效但失心風癲悲愁不語元氣虛人禁用

白砒一錢　菉豆三百六十粒水浸去殼同白砒研如泥陰乾

肥梔子四十枚去殼曬乾勿見火為末

雌黃俱水飛各一錢　急性子即白鳳仙子去皮研二錢　雄黃

右六味共為極細末和匀磁罐收藏每服七八分強人至一錢臨服入西牛黃五匕釐冰片三五釐細細研匀入糕餅內食之一方加珍珠琥珀狗寶各一錢分作二十服臨服亦如上方入西牛黃五

甕冰片三甕上好白麪一兩五錢將麪勻作二分先將一半入白糖霜一錢半拌藥爲餡一半再入白糖錢半裹外作餅熯熟與食食後薑湯過口少頃即上吐下瀉而愈不吐以肥皂肉一錢擂水灌吐吐後銹釘磨水頻進六七次以鎮其神永不復發但藥中有砒大忌燒火又須在團餅内以捜頑痰方始得力然有一服即應者有服二三服應者胃氣厚薄不同故也

青囊集要　卷十一　堂

青囊集要卷一　目録

飛龍奪命丹
梅花點舌丹
雄軍丸
浮萍酒
一粒珠
紅鉛造化丹
取紅鉛法
小金丹
醒消丸

又方
愈瘡棗
大棗丸
化堅二陳丸
内固清心散
透膿散
代刀散
瓊酥散
整骨麻藥

胃愛丸
八仙糕
清心内固黄芪圓
柞木散
七寶散
黄芪散
消瘰丸
蹲鴟丸
升陽調經湯丸

牛郎丸

二仙丹

草膏丸

乳症内消丸

通滯丸

復元通氣散

和榮散堅丸

蠲痛無憂散

犀角鬱金丸

西聖復煎丸
老君丹
護面散
三白丹
五寶丹
滌空丹
靈砂黑虎丹
解毒丸
朱黄丸

掃毒丹
四香四石丹
上清丹
清陽丸
十寶丹
搜毒散
金蟬脱甲酒
先天一氣酒
還原全宗丹

加味槐角丸
槐角丸
皂角圓
鈎腸丸
狗腸丸
狐仙封臟丸
五灰散
推車客散
小靈丹

補漏丸

胡連追毒丸

黄連閉管丸

退管丸

又方

又方

金蟬補漏丹

五石補漏丹

填漏神丹

苦葶丸
除溼清熱散
遍身生瘡藥酒
膿窠疥瘡藥酒

青囊集要卷

南海普陀山僧心禪輯
傳徒僧大智大延仝校
門人王學聖

癰疽瘡毒一

内服方

青龍丸一名金龍丸，此方乃龍門全真朱來徹煉師傳

治一切疔瘡腫毒跌撲閃肭傷筋攣痛貼骨癰疽

兼治男婦大小頸項瘰癧結核乳串痰氣凝滯硬

塊成毒小兒痘後發癰等症

番木鼈水浸半月入鍋煮數滾再浸熱湯中數日刮去皮心入香油鍋中熬至油沫盡再熬百滾以透心黑脆撈出即入炒透瓦粉內拌炒以油氣盡為度篩去瓦粉再換再炒如此三次務令油氣極淨將木鼈研細如是但見其功而無一毫之害取淨末四兩

穿山甲片炒黃色　白殭蠶炒斷絲研各取淨末一兩二錢

右三味研細末用黃米飯搗匀為丸如梧子大每服五分量人虛實酌減臨卧時按部位用引藥煎湯送下暖蓋而睡勿冒風寒如若冒風覺周身麻

木抽掣甚則發抖不必驚慌過片刻即安毒初起者一二服即消散已成膿者服此自能出毒不必咬頭開刀誠外科家第一妙方也

各部引藥

一頭面用羌活川芎各五分　一肩背用皂角尖五分

一兩臂用桂枝五分　一胸腹用枳殼五分

一兩脇用柴胡五分　一腰胯用杜仲五分

一兩腿膝用牛膝木瓜各五分　一咽頸用桔梗甘草各五分

一跌撲筋攣用當歸紅花各五分酒煎

老年氣血衰者此丸止服四分婦人新産半月以
内者服四分如滿月後仍服五分男婦瘰癧痰毒
用夏枯草湯或酒服小兒周歲以内者服九粒周
歲以外者服十一粒三歲服十五粒四五歲服十
九粒五六歲服二十一粒八九歲服二十三粒十
歲以上者服三分十五歲以上服四分二十歲者
照大人服法如小兒不能吞服用開水或甜酒調
化送下亦可
心按此方用處甚多凡風寒溼痰入於筋骨其毒

深沉必用此丸以搜剔筋骨間幽隱之邪與保安萬靈丹見通治為一表一裏之方但修合此丸而木鼈須如法精製方妙

蒼龍丸劉秘

消諸般大毒

蒼龍三百條　硃砂　明礬

明雄黄各三錢　蟾酥酒化　硼砂各一錢

右六味為細末麪糊為丸如梧子大每服七丸九丸至十一丸温酒開水任下取汗自消

追毒丸　方汝聖

治一切癰疽大毒

青竹蛇去頭尾用肉酒浸　防風　穿山甲炮

羗活　牙皂各三錢　全蝎二對

當門子另研　蟾酥各三分燒酒化　真血竭

乳香去油　沒藥去油　兒茶

明雄黃　白砒用猪肉同煮去肉　硃砂水飛

茜草　雷公籐各五分　甘草

當歸尾各八分　蜈蚣三條去頭足炙　金銀花五錢

右二十一味共為細末麪糊為丸如梧子大大人每服三分至五分止小兒一分至二三分止無灰酒調服令醉自消

五香追毒丸

治一切無名腫毒初起有餘之證疔瘡去毒定痛内消妙法

乳香去油　血竭　巴豆霜

老君鬚　母丁香　連翹

沒藥去油　沉香　廣木香

公丁香各一錢二分

右十味為末煉蜜為丸如芡實大硃砂為衣每服一丸或二丸空心食前酒送下行二三次後用冷粥補之

百效丸

治一切大毒惡瘡無論已潰未潰

草烏頭酒浸去皮切片炒　馬前子切片炒黃篩去毛淨　直殭蠶酒洗炒去絲

全當歸切片酒拌曬乾炒　麻黃去節不見火曬脆　穿山甲沙炒各一兩

甘草不見火曬乾研五錢

右十味研細末葱汁煎湯水法為丸如芥子大曬乾磁瓶密貯高年者服五六分中年者服七八分少年者服三分孕婦忌服凡服俱用葱汁白湯送下務須避風取汗如出汗後必須次日辰巳時方可起床見風如不遵戒守汗出見風則手足堅硬凡犯此者即用甘草末酒調服即解

又方

治不拘遍身上下手足膿窠血風疥癬

黄柏為君　苦參為臣　連翹

川牛膝　何首烏　當歸尾

生地黄　牡丹皮為佐　防風為使瘡在上

防己　荆芥　紫蘇葉為使瘡在下

右十二味為末神麴打糊為丸每服三錢白湯送

下一觔服完除根不發加蛇蜕一兩炒研更妙

雙解金桂丸

治發背諸毒初起木悶堅硬便秘脉沉實者

生大黄一觔　白芷十兩

右二味共為末水法疊丸每服三五錢五更時用

連鬚大葱三莖黄酒煎吞服蓋被出汗過二三時辰俟大便行一二次爲效此宣通攻利之劑也濟之以葱酒力能發汗故云雙解弱者行後隨用四君子湯補之如老人虚人每服只用一錢人參生薑湯送下過一時再一服但能得睡工身得汗則已

飛龍奪命丹

專治癰疽發背對口疔毒一切無頭腫毒惡瘡及有頭紅色不知痛癢或麻木未成服之即消已成

即潰誠癰毒疔瘡之靈丹妙藥也

杜蟾酥（燒酒化開二錢）　輕粉　麝香（各五分）

明乳香（去油）　沒藥（去油）　銅綠（各二錢）

血竭　膽礬　寒水石（漂淨各一錢）

明雄黃（水飛三錢）　梅冰片（三分）　蝸牛（二十一枚）

蜈蚣（一條金黃色背黑肥壯者為雄如紅頭白肚身細小者為雌不用）

右十一味為細末將蝸牛搗爛同酒化蟾酥和入共研為丸如菉豆大以漂淨硃砂一錢為衣每服三丸將葱白頭三枚口內嚼爛吐手心內包藥三

丸熱好酒吞下以衣被蓋暖一二時辰再喫熱酒盡醉藥力發熱汗出即愈如未消再進一服

梅花點舌丹

治疔瘡及紅腫癰癤一切無名熱毒初起並實火牙疼喉痛喉蛾喉風口舌諸瘡又治小兒急驚風俱極效驗若慢驚風及陰疽陰虛口舌牙喉等症萬不可用孕婦尤宜忌服

乳香去油　沒藥去油　真硼砂

明雄黄　真熊膽　真血竭

葶藶　真沉香　梅氷片各一錢

麝香要當門子　硃砂　西牛黄各二錢

大珍珠三錢

右十三味共為細末另用真蟾酥二錢以人乳化開和勻搗融作五百丸如大菉豆大金箔為衣蠟殼護封每用一丸入葱白内打碎酒送服睡卧盖被取汗三時辰毒消而愈或敷亦可

雄軍丸

專消一切疔瘡兼治瀝痰流注梅瘡初起

巴豆仁去皮膜　明雄黃　生大黃各三錢

右三味共研細末加飛麪醋打糊為丸如芥子大每服二三十丸熱湯送下瀉三四次無妨弱人只服十九丸自消得噎即愈

浮萍酒

治紅絲疔一服即愈

浮萍不拘多少搗爛用好酒一觔或半觔煎滚冲浮萍內半時許通口服隨嚼浮萍草敷疔上

一粒珠

專治一切無名腫毒癰疽發背等症兼治小兒驚
風此丹藥品珍貴如遇小症幸勿輕用
穿山甲一具一足醋炙一足麻油煮一足松蘿茶葉煮一足蘇合油連體煮稱足二十四兩一隻重更妙俱炙松花色如焦無用　珍珠　犀牛角各三錢
麝香　梅冰片　明雄黃各四錢
蟾酥人乳化開一錢　硃砂三錢
右七味共為細末穿山甲炙好為末用蘇合油一
兩少加白蜜為丸每重三分以白蠟封固每服一
丸用人乳化開陳酒冲服煖卧避風小兒驚風一

丸分二次用鈎藤橘紅各五分煎湯化服

紅鉛造化丹 正宗

治癰疽元氣不足平陷不起或初起焮腫復被風寒所侵以致毒陷於裏變為陰塌不痛俱宜服此可以轉陰為陽托出毒氣返出為吉

人參　白茯苓　山藥各一兩

辰砂　寒食麪各七錢五分　紅鉛另有取法三錢

枯礬　甘草炙五錢　冰片六分

麝香八分　乳粉二錢用頭生男乳每盤內用一鍾曬乾刮取收之

右十一味各研精細為一處共研極細用白蜜二兩頭生男乳一大杯慢火重湯內用磁碗頓蜜滴水不散為度候稍溫和入前藥軟硬得宜丸如龍眼核大金箔為衣磁罐收貯或以蠟封固亦妙每用一丸好熱酒一杯化藥食遠服之用厚綿帛覆煖患上其熱如蒸瘡必復起作痛乃此丹之效也諸證嘔吐怔忡瀉痢屢藥不瘥異證並效大率心經之病用石菖蒲肝經之病用遠志肉脾經之病用生薑肺經之病用麥門冬腎經之病用五味子

各隨五經之症用引煎湯化服其應如響修合時
務要端午天醫黃道日爲佳製藥時忌婦人雞犬
生人異物預期齋戒誠心多靈

取紅鉛法

女子十四歲而天癸至此陰中之真陽氣血之元
禀遇此將行時兩腮先若桃花之狀陽獻陰藏其
經只在半月之裏必來預用白綿綢一尺五寸洗
淨時常用棉帶一條束臍下綿綢兩尖頭前後繫
帶上中間常兜陰器小便時解一頭便罷即繫之

經至盡染綢上取初至紅鉛一顆大如魚眼紅色明亮如珠此為接命至寶隨與好酒一杯和服一時後如醉不醒只以人乳飲之一日後自甦已後能絶房事者延壽一紀餘經換綢兜取陰乾浸入本人溺内片時其經自然脱下取置磁盤陰乾聽用如未曾昇煉者謂之全紅鉛亦可補益虛勞接續真元如次經已後但未破身者俱可取聚陰乾磁盞昇煉色如紫霜合入三元丹内人乳服之可以接命延年却除百病此方神秘不宜輕傳但取

紅鉛之童女必平時愛惜飽煖清閒無拘束者為

上

小金丹

專治一應痰核瘰癧乳巖橫痃流注等症

白膠香氷煮三度手扯油淨　草烏製淨　五靈脂研酒飛去砂

地龍酒洗去土炙脆　番木鼈製淨各一兩五錢　乳香去油

沒藥去油　當歸身各七錢五分　麝香三錢另研

陳京墨煅炭一錢二分

右十味各如法製研為細末用黃米飯一兩二錢

和搗千槌為丸如芡實大每料約為二百五十丸
曬乾忌火烘磁瓶密貯以蠟封口不可泄氣每取
一丸用布包放平石上隔布敲碎入杯內用黃酒
化開略浸一時許以銀物研細再加熱陳酒送服
醉蓋取汗初起服至全消乃止如流疰等症成功
將潰及潰久者當以十丸作五日服早晚服之以
杜流走增出方內有五靈脂忌與有參之藥同服

醒消丸

治疔瘡及一切大熱癰毒腫痛不已立能消腫止

痛乃療癰之聖藥也孕婦忌服

乳香去油 沒藥去油各一兩 麝香一錢五分另研

明雄黃五錢水飛研

右四味共研細末用黃米飯一兩和搗為丸如粟米大曬乾忌火烘每服三錢熱陳酒送服蓋被取汗為妙

犀黃丸

治石疽惡核失榮瘰癧乳巖流注橫痃肺癰小腸癰一切腐爛陰疽屢試神驗百發百中之仙方也

乳香去油　沒藥去油各一兩　麝香一錢五分
西牛黃三分
右四味研細末用黃米飯一兩和擣爲丸如梧子大曬乾忌火烘每服三錢温酒下患在上部臨卧服下部空心服
三黃丸
治懸癰紅腫並熱毒大癰楊梅結毒火毒疼痛等症孕婦忌服
熟大黃酒磨汁三兩　乳香去油　沒藥去油各一兩

明雄黄水飛五錢　麝　香　西牛黄各三錢

右六味共為細末和大黄汁搥融為丸如梧子大每服五錢銀花甘草湯下

五通丸

治大癰生於緊要穴道將欲大發之時服此甚效與三黄丸間服更妙

廣木香　五靈脂　麻　黄

乳　香去油　没　藥去油

右五味各等分共為細末蒸餅為丸如梧子大每

服五錢用川芎當歸赤芍連翹生甘草各一錢五分煎湯送下

舌化丹

治疔瘡無名腫毒

辰砂 血竭 硼砂

乳香去油 沒藥去油 明雄黃

蟾酥人乳浸化 輕粉 冰片

麝香各等分

右十味共為細末於淨室中至誠修合勿令婦人

鷄犬見用頭生乳搗和為丸如小麥大每用三丸含舌下噙化嚥下汗出自消如無汗以熱酒催之

冷水金丹

治腫毒惡瘡兼治痰痞老痰翻胃噎食傷寒發汗

海浮石　飛羅麪各三兩　乳香去油

没藥去油　牛蒡子各一兩　冰片

麝香各一錢

右七味為細末用蟾酥三錢七分五釐酒浸化為丸如菉豆大以飛淨辰砂五錢為衣輕者冷水送

下一丸重者三丸牙痛用一丸塞痛處忌雞魚小
米一日戒怒鬱憂悶氣惱思慮

神化丹一名醉消散

治癰疽疔毒一切無名腫毒初起服之立消雙解
表裏疎通經絡以毒攻毒消堅導滯如神

黑牽牛頭末　母丁香　檳榔

何首烏　荊芥　三稜醋炒

熟地黃　莪朮醋炒　巴豆

五靈脂　大黃　桂枝

白豆蔻去殼　當歸　川烏
穿山甲　草烏　杏仁炒
小茴香　赤芍　全蝎去足
連翹　麻黄　甘草
桔梗　斑猫　雄黄
硃砂各三錢　乳香去油　没藥去油各二錢
麝香五分　大蜈蚣一條
右三十二味各研細末稱準和匀水疊爲丸如蘿
蔔子大硃砂爲衣每服三分熱酒吞下盡醉爲度

被蓋出汗孕婦及體虛禁用

至寶丹

治癰疽腫毒發背對口乳癰結毒危險諸證

白砒用豆腐一塊厚二寸中挖一孔納砒於孔中以豆腐蓋砒酒煮三個時辰

牙皂去皮炙　乳香去油　熊膽

銅綠水飛　荊芥穗去梗　直殭蠶

穿山甲炒　血竭　膽礬

川烏　草烏同川烏酒浸剝去皮麪包煨熟取淨肉用

沒藥去油　全蝎石灰水洗去頭足尾瓦上焙乾

蟬蛻去頭足　雄黃各二錢　麝香七分

硃砂水飛三錢五分　蜈蚣大者五條酒蒸去足瓦焙小者加倍

右二十味為細末以天醫吉日用飛麪打糊為丸每粒重四分再用硃砂三錢五分為衣黃蠟作殼收藏臨用時用葱頭三寸生薑三片黃酒煎一小鍾將藥化開服隨量飲醉被蓋出汗至重者二三服全愈

四白消毒丹

治癰疽發背對口疔瘡乳癰無名腫毒一切惡瘡

能令癰腫內消使毒內化尿色赤污從小便而出

勢大者雖不全消亦可轉重為輕移深居淺

知　母　　貝　母　　天花粉

乳　香去油　半　夏製　白　芨

穿山甲炒鬆　皂角刺　金銀花

右九味分兩隨症輕重酌用以水酒各一碗煎八

分隨病上下食前後服之留藥渣搗爛加秋芙蓉

葉一兩研為細末再加白蜜五匙用渣調敷瘡上

一宿即消重者再用一服

一粒金丹

治惡瘡大毒寒實不渴大便閉結裏氣不通

木香　乳香各五分　巴豆霜一錢五分

沉香五分

右四味各為細末和匀用肥膠棗一枚半去皮核搗爛和藥末為丸如芡實大每服一丸細嚼用白滾水一口將藥送下少頃再飲白滾水一口即瀉一次若飲滾水二口即瀉二次遇胃氣壯實兼毒滯盛者服藥後連飲滾水三四口即瀉三四次不

可太過毒滯瀉盡即以米飲補之

九龍丹

治懸癖

木香　乳香　沒藥

兒茶　血竭　巴豆不去油

右六味各等分為末生蜜調成一塊磁盒收貯臨用時旋丸如豌豆大每服九丸空心熱酒一杯送下行四五次方食稀粥甚者間日再用一服自消

又方

治魚口便毒騎馬癰橫痃初起未成膿者

穿山甲炒　沒藥　青木香

血竭　滴乳香　兒茶各一錢

右六味共為末用當歸尾三兩紅花二兩酒煎膏和丸如桐子大每服二錢熱酒送下數服自消

鼈甲內消散

治魚口便毒騎馬癰橫痃初起未成膿者

當歸尾　甘草節　大黃各三錢

白殭蠶一錢　穿山甲炒三片　黑牽牛打碎一錢

土木鼈去殼三枚

右七味杵為散每服三錢酒水同煎渣再煎服大便行三四次喫淡粥補住避風為妙

緑鳳散

治魚口便毒瘰癧痰核初起

鷄蛋一枚入瓦鑵内煑三四滚取起用銀簪打三四十孔再入鑵内加芫花末一錢同煮一二十滚去藥食蛋

鯪鯉丸

治魚口便毒陽症初起紅腫焮痛者服之令消散

芙蓉葉　大黄　金銀花

桔梗　天花粉　陳皮

皂角刺　穿山甲各等分

右八味共研細末麪糊為丸如桐子大每服三十丸白湯送下

麥靈丹

治癰疽惡毒無名諸瘡及疔瘡毒氣内攻令人煩悶神昏或婦人乳癰初起小兒痘疹餘毒及腰腿

暴發腫痛等症

蟾酥酒化二錢　活蜘蛛二十一枚色黑尖者佳炙脆

定心草一錢即雄鼠糞　飛羅麪六兩

右四味共研一處用菊花熬成稀膏和勻撚為麥形如麥子大每服七粒症重者九粒輕證及小兒俱用五粒病在上者食後白滾湯下在下者空心黃酒下此丹收藏磁罐內每料加麥子一合

飛騰神駿膏壽世保元

治癱疽發背瘰癧之專方也初起至破潰時皆可

服其功之速捷如奔馬

杏仁熱水同研絞汁去渣 地骨皮去骨淨 防風去蘆淨

甘草各四兩 黑鉛一塊 番木鼈去殼十四枚

麻黃去節取淨一觔 燈草一大把 血餘炭一兩

右九味用炭火五十觔大鐵鍋一口將藥入鍋內注清水二三桶煮至五六分看汁濃濾去渣將藥汁另貯一缸復將前渣入鍋內再用水一二桶又熬至汁濃去渣與前汁併合一處將渣再熬一次汁併作一鍋熬至乾去黑鉛血餘燈草其味香甜

磁罐收貯五年不壞凡遇前症每服三錢臨卧熱
酒調服厚被覆蓋大汗出為度徐徐去被不可冒
風次早用煨猪蹄補之以復元氣服藥時更飲好
酒隨量以醉為度汗出即愈

遠志膏

治一切癰疽腫毒初起即消

遠志肉二三兩去心清酒煮爛將汁濾下其渣搗如
泥敷患處用油紙隔布紮定越一宿汁同銀花甘草
湯服之其毒立消屢試屢驗其效如神

國老膏

治一切癰疽將發預期服之能消腫逐毒使毒氣不内攻

粉甘草二觔搥碎河水浸一宿揉令漿汁濃去渣慢火熬成膏每服一二匙不拘時無灰酒下

琥珀蠟礬丸

治癰疽發背瘡形已成而膿未成之際其人即不虚弱恐毒氣不能外出内攻於裏預服此丸護膜護心亦且活血解毒

黃蠟一兩　白礬一兩二錢　雄黃一錢二分
硃砂研細　琥珀另研極細各一錢　白蜜二錢
右四味各研細末另將蠟蜜入銅杓內鎔化離火片時候蠟四邊稍凝方將藥味入內攪勻共成一塊將藥火上微烘急作小丸如菉豆大硃砂為衣磁罐收貯每服二三十丸食後白湯送下毒甚者早晚服其功最速

秘授蠟礬丸

此丸治癰疽諸毒有定痛生肌化膿厚膜解毒去

穢之功

黃蠟二兩 白礬一兩研 銀硃一錢

蛇蛻一條陰陽瓦焙研

右四味先將蠟鎔化入蜂蜜少許再下生礬蛇蛻銀硃末攪勻將銅杓放滾水內急手丸如桐子大如遇患者先令洗浴飲熱酒數杯初服二十一丸儘量飲醉被蓋取汗初起即消已成疼痛不可忍者服之可止一半之痛已潰者服之必出稠厚黃膿量人虛實與服第一日服二十一丸第二日服

十九丸逐日遞減兩丸服至一丸為止奇效如神

護膜散

治癰疽大毒潰久内膜將穿服此使不透膜

白蠟 白芨各等分

右二味共為細末輕劑一錢中劑二錢大劑三錢

黄酒或米湯調服

護心散

治瘡毒内攻口乾煩躁惡心嘔吐者服此藥能護

心解毒

菉豆粉一兩　乳香去油三錢　硃砂
甘草各一錢
右四味研細末每服二錢白滚湯調服早晚各一
瓜蒂散
治癰疽大毒及一切無名惡症並治乳巖
陳年老南瓜蒂燒成炭滚酒冲服再用麻油調此炭
敷患處立愈治乳巖每服用瓜蒂炭一枚重者四五
次即愈
洞天救苦丹

治乳癰乳巖及瘰癧破爛神效

雄鼠糞兩頭尖者是　苦楝子立冬後經霜者佳　青皮

露天有子蜂窠無子不效

右四味各放新瓦上焙枯存性各等分研末和勻每服三錢熱陳酒冲服間服小金丹或犀黃丸隔兩日再服不可日日連服

陰疽無價活命仙丹

此丹通治落頭疽耳後銳毒遮腮骨槽風陰對口陰發背乳巖惡核石疽失榮鶴膝風魚口便毒瘰

癧流注一切陰疽內不必服藥（病重者內服陽和湯更妙）外不必敷藥惟用此丸放手心中緊緊握住用布帶將手指捆攏不緊不鬆免使藥丸移動捆至六個時辰將藥丸埋入土中不可使雞犬悮食則必死再換一丸照前捆好日夜不斷不論如何腫痛潰爛用至數丸自能收口生肌輕者一二丸立見功效

真麝香一錢　火硝　白礬

淨黃丹各三錢　胡椒一兩

右五味共研細末用熟蜜和為兩丸病在左放左

病在右放右病在中男左女右病在腰以下放脚心仍分左右中為要孕婦忌用陰疽多屬陰症必須早治方效或潰爛太甚或誤服涼藥或患處色如隔夜豬肝神色昏迷語言不清飲食少進已成敗症雖有此丹亦難見效

陽和丸

治漫腫無頭平塌白陷皮色不變骨槽風流注脱骨附骨乳巖結核石疽鶴膝風一切陰疽堅硬麻木不痛者

桂心一兩　炮薑　麻黃各五錢

右三味為細末水泛為丸曬乾勿見火每服三錢

白湯下

紅棗丸

治楊梅瘡雖瘡毒遍滿周身或服過輕粉及一切

丹石隱藥致成結毒穿頂穿鼻潰爛不已多年不

愈者服之大有奇效至穩至靈此楊梅結毒第一

方也愈後再服一兩月斷根紅棗能解丹石之毒

杉木專祛溼熱之侵足以奏功如反掌也

紅棗三觔以杉木作柴煮之煮熟剥去皮核多取燒過杉柴枯炭磨細末和棗肉搗匀為丸如彈子大每日任意食之不可間斷忌食辣椒與醋及一切發物半年外再用蝦蟇散

又方

專治瘡鼓服完全愈

白殭蠶　紅棗各四兩

右二味先用水煮棗一二沸取棗湯洗殭蠶棄湯以棗去皮核搗爛殭蠶曬乾為末二兩同棗搗和

為丸四兩仍用紅棗湯送下每服四錢

愈瘡棗

治癧疽久潰肌肉不生

紅棗三觔　猪板油一觔　陳酒三觔

右三味共入砂鍋内煮乾加水三觔煮至半乾時時取食食完瘡愈若暑天分作數日煮食

大棗丸

專治諸瘡潰爛久不收口大有神效

山羊糞曬乾炒成炭存性研成細末用大棗去皮核

搗如泥再入前藥搥成丸每服四錢黑棗湯下

化堅二陳丸

治眼胞痰核甚效

陳皮　半夏薑汁製各一兩　生甘草

川連各三錢　白殭蠶二兩　白茯苓一兩五錢

右六味共研細末荷葉熬濃汁為丸如梧子大每服二錢白滾水下外用生南星和醋磨濃汁搽之

內固清心散

治癰疽發背對口疔瘡熱甚焮痛煩躁飲冷其人

内弱服之預防毒氣内攻於心

菉豆粉二兩　人參二錢　氷片一錢

雄黄　辰砂　白豆蔻

元明粉　茯苓　甘草

乳香各二錢

右十味爲細末每服一錢五分蜜湯調下

透膿散

治癰疽諸毒内膿已成不穿破者服之即潰破毒

出

生黄芪四錢　穿山甲一錢　川芎三錢
當歸二錢　皂角刺一錢五分
右五味杵為散每服三錢用水三鍾煎一鍾瘡在上先飲酒一杯後服藥瘡在下先服藥後飲酒一杯

代刀散
治瘡毒腫脹疼痛服此即破
皂角刺　生黄芪炒各一兩　生甘草
乳香各五錢

右四味杵為散每服三錢熱酒冲服

瓊酥散

治一切腫毒等瘡服之開鍼不痛

蟾酥　華茇各一錢　半夏

鬧羊花各六分　胡椒　川椒

川烏各一錢八分

右七味杵為散每服五釐黃酒調服如欲大開加

白酒藥一丸

整骨麻藥

此藥開取箭頭服之不痛

麻黄　胡茄子　薑黄

川烏　草烏各等分　鬧羊花倍用

右六味共爲末每服五分茶酒任下欲解者用甘草煎湯服之即甦

胃愛丸

治潰瘍脾胃虚弱諸味不喜者宜服此丸能助脾氣開胃口而飲食自進矣

人參　山藥各一兩肥大上白者切片男乳拌令透曬後微焙

建蓮肉去皮心　小紫蘇各五錢蜜拌曬乾微蒸片時連梗葉切片
白豆蔻三錢　陳皮六錢用陳粳米先炒黃色同入鍋炒微燥勿焦
甘草炙三錢　白朮一兩鮮白者用米泔水浸切片曬乾用麥芽拌炒
雲茯苓一兩切片用砂仁二錢拌勻飯鍋上蒸
右九味共為細末用老米二合微焙碾粉泡荷葉
熬湯打糊為丸如梧子每服八十丸清米湯送下
不拘時服

八仙糕

此糕治癰疽脾胃虛弱食少嘔泄精神短少飲食

無味食不生肌平常無病及久病者服之能健脾胃

山藥　人參各六兩　粳米

糯米各七升　白蜜一觔　白糖霜二兩五錢

蓮肉　芡實　白茯苓各六兩

右九味將山藥人參蓮肉芡實茯苓五味為細末再將粳糯米為粉與上藥末和勻白糖入蜜湯中炖化隨將粉藥乘熱和勻攤鋪蒸籠內切成條蒸熟火上烘乾磁器收貯每日清早用白湯泡數條

或乾用亦可臨時隨用服至百日啟脾壯胃功難
盡述

清心內固黄芪圓

治癰疽久潰肌肉不生脾胃虚弱飲食不進

綿黄芪　人參各五錢

右二味為細末入真生龍腦一錢研細用生藕汁
和圓如菉豆大每服三十圓溫熟水下加至四十
圓日三服

柞木散

治諸般癰疽發背

柞木葉乾者四兩　乾荷葉　金嬰根萱草也

甘草節　地榆各一兩

右五味同剉擣為煮散每服五錢水二碗煎至一碗分兩服早晚各一併滓再煎一服膿血多者自乾未成者自消忌飲食毒物

七寶散

治癰疽止痛拔毒

乾荷葉心當中如錢片大者不計多少為粗末每用

三匙水二碗慢火煎至一碗半放温淋洗揩乾以太
白膏傳之

黄芪散

治發背腫痛膿已成熟服之自能穿潰

綿黄芪細者洗焙一兩　皂角鍼紅紫者麩炒黄一兩　甘草五錢

右三味為末每服一大錢匕酒一盞乳香一塊煎
七分去滓食遠時温服

消瘰丸

治頸上瘰癧痰核癧串此肝火鬱結而成兼服加

味道逍遙散此方奇效治愈者不可勝計

元參曬研末飯工蒸　牡蠣煅醋淬　貝母去心蒸各四兩

右三味共研末煉蜜為丸如梧子大每服三錢開
水下日二服

蹲鴟丸

治男女大小頸項頦下耳之前後結核纍塊連珠
癧串不疼不痛或破微疼皮赤潰爛久不收口年
近者一料收功年遠者服兩料無不全愈

真香梗芋艿拾觔取去皮慎勿烘炒竹刀切片曬極

燥磨為細粉以開水泛丸早晚每服三錢甜酒送下如不喫酒者米湯送下或喫燥片酒過亦可此法不用膏丹別藥屢用輒效勿以價廉輕視若將此方傳授貧人功莫大焉并治喉癬亦效

升陽調經湯丸

治熱毒瘰癧堅硬或至頰車此證由陽明胃經氣血不和而生若其瘡深遠隱曲肉低俱作塊子堅硬大小不等並皆治之或作丸服亦可

升麻八錢　連翹去心　龍膽草酒炒

桔梗　黄連去鬚酒炒　三稜酒炒
葛根　甘草炙各五錢　知母酒洗
廣茂酒炒各一兩　黄芩酒洗六錢　黄蘗去粗皮炒七錢
右十二味據一劑稱一半為細末煉蜜為丸如梧子大每服一百丸或一百五十丸一半研粗末每用五錢若胃強能食大便乾燥可旋加至七八錢用水二鍾先將粗末浸半日煎至一鍾去滓熱服服時仰卧伸脚置高處去枕頭噙藥一口作十次嚥之一鍾將喫完可留一口將丸藥送下服藥畢

卧如常

雞鳴散

治瘰癧疼痛及熱毒結核或多煩悶熱而不寒者

黑牽牛一兩　胡粉一錢　生大黃二錢

樸硝煅成粉三錢

右四味共為細末每服三錢雞鳴時井花水調服

以二便利為度如未利再服

楊氏家藏治瘰癧方

治誤食毒物致成瘰癧其功甚速

荊芥　白殭蠶炒去絲　黑牽牛各二錢

盤蝥二十八枚去頭翅足大米炒

右四味為末卧時先將滑石末一錢用米飲調服半夜時再一服五更初即用温酒調藥一錢或二三錢量人之强弱用之服後如小水並無惡物行下次日早晨再用一服仍不行第三日五更初先喫白糯米粥再服前藥一服更用燈心湯調琥珀末一錢服之以小水內利去惡物為愈如尿孔痛用青黛一錢以甘草湯調下其痛即止

琥珀散

治瘰癧清熱瀉毒通利大小便

琥珀　黄芩　茯苓

烏藥　車前子　瞿麥

茵陳蒿　石韋　紫草

茅根　連翹去心各等分

右十一味杵為散每服三錢用燈心湯調下不拘時服

內消連翹丸

治瘰癧肝肺火盛

連　翹去心二兩　胡桃肉　白　芨

射　干　夏枯草　土瓜根

澤蘭葉　沙　參　漏　蘆各一兩五錢

右九味共為細末入胡桃肉搗匀加酒和為丸如梧子大每服三五十丸空心食前用黄酒或淡鹽湯送下

消核散

治頸項痰凝瘰癧不論男婦小兒用之無不神效

海藻三兩　牡蠣　元參各四兩
生甘草一兩　糯米八兩用紅娘子二十八枚同炒黃色去紅娘子不用
右五味為末每服一錢或一錢五分溫酒調服量人壯弱用之

犀角丸

治諸般瘰癧心火上攻兩目赤澁服之有效

犀角　青皮　黑牽牛半生半炒
陳皮各一兩　連翹去心五錢　薄荷二觔
皂角二枚

右前五味共研細末用皂角去子皮弦泡搥以布絞取汁一碗又用新薄荷搗取汁以熬成膏和入藥末内為丸如梧子大每服三十丸食後滚湯送下

夏枯草膏

治男婦小兒憂思氣鬱瘰癧堅硬肝旺血燥驟用迅烈之劑恐傷脾氣以此膏常服消之

夏枯草二十四兩　當歸　白芍酒炒

元參　烏藥　川貝母去心

殭蠶炒各五錢　昆布　桔梗

陳皮　撫芎　甘草各三錢

香附酒炒一兩　紅花二錢

右十四味共入砂鍋內水煎濃汁去渣濾清復入鍋內慢火再熬加白蜜八兩收成膏磁罐收貯每用一二匙開水冲服須戒惱怒魚腥發物亦可用薄紙攤貼癧上令自消散

海龍丸

治肝鬱氣滯瘰癧堅腫

海藻酒洗炒　昆布酒洗炒　白茯苓炒

穿山甲各二兩炒　全蝎一百枚尾全者　當歸身炒一兩

龍膽草酒洗炒一兩五錢　胡桃五十枚劈開去肉每個內嵌全蝎二枚合緊煆存性

右八味共為細末蕎麥麪打糊為丸如桐子大每早晚白湯送下三錢酒下亦可

桃蝎散

治瘰癧初起堅硬不消潰後忌用

全蝎七枚用胡桃殼六個每殼裝蝎一枚五個殼裝去五枚仍有一殼裝蝎二枚以麪包裹煨熟研

細分作六包每日服一包温酒調下將兩個蝎子一包另作記號留為後服服完隔二三日如仍未愈可照方再製一二料服之自必全消服藥時每日須肉食滋養以補脾胃

桃蝎牛黄丸

治同上

真牛黄二錢　全蝎一百枚去淨頭尾脚用新瓦焙存性

右二味研細以胡桃肉擣丸如桐子大每服二十丸空心白湯送下如患處破皮便將取下蝎頭尾

脚焙研細末搽上再以膏貼二十一日即愈永不再發製藥須擇成開除日修合

噙化丸

治風痰上盛而生痰核宜未潰以前服之潰後忌用

昆布酒洗　海藻酒洗　大黄酒拌蒸三次

白殭蠶薑汁拌炒　真青黛水飛　膽南星

連翹各二兩　桔梗　柴胡

瓜蔞仁　川黄連酒炒　片黄芩酒炒

橘紅各一兩

右十三味共研細末煉蜜為丸如芡實大不拘日

夜噙之

海粉丸

治肝肺火盛而生痰癧

硃砂七錢　大貝母　紫貝天葵各二兩

海藻　海粉　明礬各一兩

右六味共研細末用夏枯草二觔熬膏為丸如梧

子大每服三錢臨臥茶清送下

白菓葉散

能捆諸癧不使漫生即能消散

珍珠　銀粉各二錢　雄黃一錢

白菓葉去梗瓦上微火焙乾研末三錢

右四味先將珍珠雄黃研細末同蝦蟇心肝十副搗爛圍住癧瘡四邊再將白菓葉末銀粉好醋調搽癧瘡中心不過二次即消破爛者用醋浸白菓葉一晝夜貼破癧上即愈

神效散

治瘰癧未破用此即消已潰爛至兩肩胸腋如茄子大四五年不愈者其效如神

沉香五錢　芫花炒三錢　月季花二錢

右三味剉碎取大鯉魚一尾放尿内遊死將藥入魚腹中就以魚腸封固酒水各一碗煮熟服之即愈

三香散

治瘰癧初起神效

穿山甲土炒　母丁香　白丁香

公丁香　紅小豆　磨刀泥
殭蠶(去頭足酒炒)　斑猫(去頭足酒炒各一錢)
右八味杵為散每服一錢五更時無根水調服至未時打下毒物其形如鼠後用野菊花焙黃為末陳醋調敷一日一換七日全好

土瓜丸

治鼠瘻已潰未潰並效

土瓜根　白芨　澤蘭葉
漏蘆　胡桃肉　射干

夏枯草　沙參各三兩　連翹去心六兩

右九味共研細末酒糊為丸如梧子大每服三十丸小兒減半空心温酒或淡鹽湯下

鼠糞丸

内消瘰癧

鼠糞七錢　大楓子五錢　巴豆三錢

右三味共搗匀入大鯽魚腹内用紙包縛再用黄泥封固如法煆煉俟烟盡取出冷定研為細末米糊為丸如菉豆大每服二錢空心黄酒送下十日

全消神效

龍鯉散

治瘰癧初起神效兼治癰疽發背無名腫毒

穿山甲四足上者佳四兩分四製一兩用紫草茸五錢煎煮甲片乾再曬一兩用紅花五錢煎煮甲片乾再曬一兩用猪牙皂五錢煎煮甲片乾再曬一兩用蘇木五錢煎煮甲片乾再曬

蜈蚣十六條分為四製四條用香油炙乾四條用醋炙乾四條用真酥油炙乾四條用薑汁炙乾此二味製畢俱要隨即研末如多時就要回潮難研

右每穿山甲蜈蚣末各一錢再加

當歸尾五錢　大黃　乳香去油

全蝎　没藥去油　荆芥
桔梗各一錢　蟬蜕二十枚　殭蠶炒二十五枚
硃砂另研為衣　羌活　防風各二錢五分
連翹　黄芩各三錢　廣膠土炒一兩
雄黄另研七分　蛇蜕焙五錢
右十七味共為細末陳米醋打糊為丸每丸重一錢二分入麝香五分在罐内養之收貯凡遇此證每用一丸研末温酒調服未成内消已成催膿速效如神

牛郎丸

治瘰癧鼠瘻

斑猫（去頭足翅同糯米炒黄色揀去糯米只用斑猫）　黑牽牛（生熟各半）

白朮　郁李仁（去皮尖）　甘草

蜜陀僧　檳榔　防風（各五錢）

右八味共為細末麪糊為丸如梧子大每服二十丸清晨用檳榔甘草煎湯送下腹内作痛小便下毒如魚目狀已破自斂未破自消如小便全無以燈心煎湯利之如小便痛以葱茶煎湯解之服此

丸宜用夏枯草煎濃湯當茶

二仙丹

治瘰癧

枳殼一觔每切兩開去穰入斑猫去翅足七枚仍將兩片合住以線十字紥緊用上好醋浸七天足再以醋煮五炷香必要多加好醋煮透冷定解去線揀去斑猫只將枳殼切片陰乾

紫背天葵一觔如無以九頭獅子草代之

右二味共研細末將前煮枳殼多餘用醋打糊為丸如梧子大每服五十丸酒水任下早晚各一服未出頭者自消已出頭者用膏貼之自愈

草膏丸

治風熱痰火上盛而生瘰癧初起服之自消潰後

忌用

夏枯草八兩熬膏　元參　青鹽各五兩

海藻　川貝母　薄荷葉

天花粉　海粉　白蘞

連翹去心　熟大黃　生甘草

生地黃　桔梗　枳殼

當歸　硝石各一兩

右十七味共為細末夏枯草膏加酒糊為丸如梧子大每服三錢臨卧白湯送下

乳症内消丸

專治乳癰乳疽乳中結核内外吹乳腫脹等症真乳症之至寶丹也修合濟人功莫大焉

鮮石首魚脊翅五十兩炙研淨細末　小青皮一百兩曬脆研細末

右二味共和篩匀用米飲湯泛丸如梧子大磁瓶收貯每服三錢用大葱白頭一枚小者三枚陳酒送下酒隨量飲醉卧蓋被出汗即愈避風為要加

福珍橘一隻同酒煎服其効更捷
初起未成者一服即消已成者服之内消外潰倘
未潰一連三服無不潰者如已潰服之内消餘毒
腫塊疵重者外用龍虎丹輕者擒王散蓡之拔毒
去腐再用萬全膏蓋貼體虛者内服參芪補托氣
血之劑自然膿腐易去新肉漸生即用桃花散八
寶丹長肉收功
按婦人乳哺小兒偶生此疵大人痛而悲愁小兒
少食啼哭實係最苦之事有此靈丹惟願信而早

服服下立即消散

通滯丸

治肝經鬱結乳房結核紅腫焮痛初起尚未成膿者服之消散潰後忌用

夏枯草　蒲公英各四兩　金銀花
漏蘆各二兩　連翹　青橘葉
甘菊花　茜草根　紫花地丁各一兩半

右九味煎濃汁去渣熬成膏聽用

山茨菇　雄鼠糞　川貝母去心

白芷　乳香去油　沒藥去油
瓜蔞仁　甘草　橘紅各一兩五錢
右九味共為細末同前膏和搗為丸如梧子大每
服三錢白湯送下戒惱怒發物
復元通氣散
治乳癰腹癰便毒耳痛耳聾等症皆由熱毒氣滯
壅塞不通之故服之則氣通毒散
青皮　陳皮各四兩　栝蔞仁
穿山甲各二兩　金銀花　連翹、

甘草半生半炙各一兩

右七味杵為散每服二錢黃酒調下

和榮散堅丸

治失榮症堅硬不消此丸調和榮血散堅開鬱

川芎　白芍酒炒　當歸

茯苓　熟地黃　陳皮

桔梗　香附　白朮土炒各一錢

人參　甘草炙　海粉

昆布　貝母去心各五錢　升麻

紅花各三錢　夏枯草一觔煎湯再加紅蜜四兩再熬成膏

右十七味共研細末用夏枯草膏為丸如梧子大每服三錢食遠白滾湯送下身熱加黃芩柴胡自汗盜汗去升麻倍人參加黃芪飲食無味加藿香砂仁飲食不化加山查麥芽胸膈痞悶加澤瀉木香咳嗽痰氣不清加杏仁麥冬口乾作渴加知母五味子睡眠不甯加黃蘗遠志棗仁驚悸健忘加茯神石菖蒲有汗惡寒加薄荷半夏無汗惡寒加蒼朮藿香婦人經事不調加延胡索丹皮腹脹不

寬加厚樸大腹皮

蠲痛無憂散

治肩後腋外生疽名曰髎疽初起如桃李色赤腫痛肩膊拘急由邪風深襲骨縫與溼稽留化熱而成初起宜服此散

番木鼈香油煠浮　當歸酒洗　生甘草各二兩

麻黄三兩　穿山甲土炒　川烏黑豆酒煮

草烏薑汁煮　蒼朮米泔水浸炒　半夏薑製各二兩

威靈仙一兩

右十味各製為末共和勻每服五七分至一錢無
灰酒調服再飲酒以醉為度蓋卧出汗避風此方
加鬧羊花四兩亦治頭風痛

犀角鬱金丸

治火鬱於上頭面發毒

犀角　鬱金　珍珠

西牛黃　生甘草　乳香去油

真粉　辰砂各等分

右八味為細末煉蜜為丸如櫻桃大不時口內噙

化一丸

四海舒鬱丸

治癭瘤結核

青木香五錢　陳皮　海蛤粉各三錢

海帶　海藻　昆布

海螵蛸俱用滚水泡去鹽各二兩

右七味共研細末神麴糊丸如梧子大每服三錢不拘酒水日服三次亦可為散用水煎服渣澄在碗底内者敷頸上愈後用黄藥子四兩酒三大壺

煮三炷香審一七日去火毒早晚任飲數杯酒完

永除根

清肝蘆薈丸 正宗

治惱怒傷肝肝氣鬱結而爲瘤堅硬色紫纍纍青

筋結若蚯蚓遇喜則安遇怒則痛者宜服之

生地黄酒煮搗膏 當歸 白芍

川芎各二兩 甘草節 昆布

川黄連 青皮 海蛤粉

牙皂 蘆薈各五錢

右十一味共為細末神麴糊丸如桐子大每服八十丸白湯量病上下食前後服之無不有效

通氣散堅丸

治憂鬱傷肺致氣濁而不清聚結為瘤色白不赤軟而不堅由陰陽失度隨喜怒消長者也

黄芩酒炒　石菖蒲　當歸

半夏薑汁製　陳皮　香附米

川芎　天花粉　海藻

白茯苓　甘草　陳枳殼

桔梗　川貝母　人參

膽南星各等分

右十六味共研細末薄荷湯疊丸如豌豆大每服一錢食遠燈心二十根薑三片泡湯送下

琥珀黑龍丹

治五癭六瘤不論新久但未穿破者並效

天南星薑汁拌炒　京墨　五靈脂炒

海帶　海藻各五錢　血竭二兩

琥珀一兩　廣木香三錢　麝香一錢

右九味各研細末和勻煉蜜為丸每重一錢金箔為衣曬乾密貯每服一丸熱酒一杯量病上下食前後化服如患在下部服後用食物壓之

破結散 錦囊

治五癭極效丹溪云癭氣先須斷厚味

麥麯四分　松蘿茶　半夏

川貝母　海藻洗　龍膽草

海蛤　通草　昆布

枯礬各三分

右十味各研末酒服一錢日三忌食鯽魚豬肉五辛生菜毒物二十日愈一方加青皮

煮棗神方

治楊梅瘡

何首烏八兩　天花粉　威靈仙
鼈甲炙　金銀花　皂角刺
川萆解　白殭蠶　木通
白芷　麻黄　蟬蜕
當歸　蒼术　川芎各二兩

生大黄　生地黄各四兩　全蛇蜕一兩

右十八味用水一斗磁鍋内煎至五六升去渣淨揀大黑棗五觔入汁再煎收至藥汁乾爲度將棗曬乾不時食數枚毒漸消口自收落靨而愈

寶靈丹

治梅瘡無論初起已潰服此神效並治結毒下疳串毒以及男女内外不可明言之處惡毒等症

珍　珠豆腐包煮透研　滴乳香去油　廣木香

真琥珀另研　沒　藥去油　沉　香

冰片各一錢　西牛黄五分　辰砂水飛五錢
真胎骨不拘多少沉香煎水製過
滴乳石三錢用零陵香紫背天葵甘草芳香各三錢水煎一伏時收貯研用
右十一味各味另研照分兩配合再研千餘下磁瓶收貯每用丹三分加飛白麪二分和研極勻分作三服每服用新鮮土茯苓一觔刮去粗皮以木槌打碎入砂鍋内加河水十碗煎至六碗每用二碗調服此丹一分七釐如患者中氣不足土茯苓只用十兩大便不通加百草霜五分調服膿水多

加當歸白芷各一錢五分毒在上部加川芎桔梗各三錢在咽喉加玄參三錢在腰加杜仲三錢在脇加柴胡防風各三錢在下部加牛膝苡仁防己各三錢俱加入土茯苓湯中煎服服過如毒氣不行小便不利可於土茯苓湯中加利水等味服之自利一料除根

琥珀牛黄丸

治楊梅瘡破爛並一切癰疽久潰膿水不乾者

琥珀　猪牙皂　木香各一錢

人中白煅　輕粉　雄黃

硃砂　乳香去油　沒藥去油

白芷各三錢　當歸二錢　西牛黃三分

槐花炒一兩　丁香春夏一錢五分秋冬三錢

右十四味為極細末酒糊為丸如蘿蔔子大初服五丸五日後服七丸又五日後服九丸又五日後仍服七丸又五日後只服五丸週而復始俱用土茯苓甘草煎湯下其毒消散如神

神應散

治楊梅瘡

何首烏　天花粉　荆芥穗

苦參　防風各一兩　肥皂核燒存性

薄荷葉各五錢

右七味共為末分十服每日用新鮮白土茯苓八兩雄猪肉四兩入煎藥一服用水七碗煮爛去渣其肉聽食其湯代茶飲之不過十日全愈再無餘毒如善啖肉者可作大劑與之

西聖復煎丸

治楊梅瘡已破危篤百方不效用此如神

丁香焙　乳香去油　沒藥去油

兒茶各一兩　血竭　阿魏

白花蛇各四兩　飛白麪炒一觔　白蜜六兩

香油四兩　棗肉八兩研末

右十一味為末以棗蜜搗為丸如彈子大每用一丸土茯苓四兩煎湯化服

老君丹

此丹專治楊梅結毒一切無名腫毒癰疽疔毒對

口痰核瘰癧溼痰流注每服一分或二三分黃酒送下看人壯弱病之重輕全在人之機變增減用之如神

白粉霜一兩　蜈蚣去足　全蝎酒洗
直殭蠶炒去絲　穿山甲土炒　硃砂水飛
雄黃水飛　廣三七　蟾酥各五錢
乳香去油　沒藥去油　防風
荊芥各三錢　牛黃三分

右十四味各研細末稱準和勻陳米糊為丸如菉

豆大陰乾凡靈藥爲丸之藥俱要陰乾不可烘曬
烘則有毒曬則必吐宜知之如治結毒常服不比
暫用當每服數釐以免口齒之患或加竹青蛇蒼龍末各五錢

護面散

治楊梅瘡預服此散可保毒不上臉以免壞鼻穿
項

血餘炭　明雄黃各三分

右二味研勻用香油半鍾調勻以滾酒沖服一日
三次

三白丹

此治黴瘡結毒之主方也

水銀　白礬　焰硝各一兩

右三味共研細末内鐵銚中上用磁碗蓋定厚紙封好鹽泥固濟碗上用鐵大秤錘壓之將鐵銚放爐上昇煉文火三炷香足寒爐開封刮下碗底靈丹攤泥地上一日以出火毒磁罐收貯經年後方可用之每服三分入飛麪三錢壯者分三服中者分五服羸者分七服每日以土茯苓半觔槌碎用

水七碗煮至五碗去滓入前丹一服再煎至三碗一日服盡明日如前法再服二三日後喉嚨腫痛齒齦出水七日毒盡自愈腫甚者用黄連犀角骨碎補各一錢黑豆一合煎湯漱之本方加滴乳香一兩天靈蓋二兩名曰加味三白丹治元氣虛寒結毒重症神效

五寶丹

治虛人結毒不勝三白丹及服三白丹餘毒未盡者宜服此丹

鉛粉三錢銅杓内隔紙微火焙黄勿令焦黑 珍珠勿見火另研

滴乳石煅淨取極細末 琥珀勿見火另研 硃砂水飛各一錢

右五味研極細湯浸蒸餅為丸如菉豆大分作七服弱者分十服每服用土茯苓四兩煎湯送服

滌空丹

治楊梅結毒頑瘡瘰癧等症皆效

食鹽四錢 明礬 火硝

皂礬 水銀各一兩 白砒三錢

右六味研細炒老黄色入陽城罐内昇煉一炷香

時冷定刮取靈藥每一兩配入

明雄黃研飛淨　硃砂研飛淨　血竭研飛淨

乳香炙去油　沒藥炙去油各六錢　槐米取淨末

穿山甲炮取淨末各一兩

右七味共為細末配入前靈藥再研和極勻老米打糊為丸如蘿蔔子大每服一分日三服用土茯苓四兩猪牙皂角一條煎湯送下再照各部用引經藥如頭面加藁本白芷背部加羌活胸腹加枳殼肩臂加鮮桑枝腿膝加牛膝木瓜咽痛加桔梗

黄芩腰痛加續斷狗脊

靈砂黑虎丹

治楊梅瘡後餘毒未盡頭痛如破或筋骨拘攣疼痛難忍或生冷痰痰包膿水淋漓又治結毒陰症溼痰流注陰寒頑瘡久不收口凡結毒頑瘡等症先用五寶丹八寶丹等藥化毒以後必用此藥收功永不再發

白砒三錢用菉豆湯煮過入陽城罐內升煉五炷香取出再用蘿蔔煮過

寒水石煅　百草霜各三錢　蜈蚣二條去頭足焙

大黑豆一百二十粒　冰片　麝香各一分

右七味研為極細末用紅棗四兩煮熟去皮核同搗為丸如豌豆大每服二丸用冷水或茶清送下日三服如服藥後口中起泡或眼胞發腫即是藥力所到停一二日再服忌飲熱湯熱水宜食肥肉以免嘈雜其黑豆用水泡軟去皮丸時與棗肉同搗方中或加西牛黄三分更妙

解毒丸

治楊梅瘡楊梅漏從前服過輕粉升藥瘡毒雖愈

筋骨疼痛此毒氣爲丹藥引入骨髓宜用此丸解之

黑鉛一觔打片剪如豆大　山中黄土一觔研細

右二味入鍋炒至鉛化去鉛不用只將黄土水疊爲丸每服三錢酒送下十服即愈

朱黄丸

治痈瘡蛀桿神效

銀硃水飛　兒茶各一錢　輕粉五分

黄栢灰　老茶葉各二分

右五味研為末用黃蠟二錢鎔化為丸分作二十丸每服三丸空心温酒送下神效無比

奪命紫金丹

治楊梅漏瘡並諸瘡毒破爛見骨經年不斂口者或筋骨疼痛不止或遍身破爛出血起皮一層又起一層或鵝掌風赤白癜風諸般頑癬或骨爛牙疳口臭臁瘡惡毒皆宜服之

琥珀一錢甘草水煮一炷香以新青布裹之打碎再用糯米泔水浸透將磁盤盛糯米琥珀放米上飯鍋上蒸熟為度將琥珀利刀切片如紙薄研極細末

鍾乳石（二錢五分即滴乳石甘草水洗新瓦罨焙用老薑切片鋪銀罐內乳石放薑上以鐵盞蓋之鐵絲紮緊用文武火煅一炷香冷定開看取出另研極細）　冰片（另研）

西牛黃（另研）　珍珠（包豆腐內煮一炷香火不可太猛研細各一錢）

硃砂（研細飛淨五錢）

右六味各研極細末和勻再研每服五釐加炒過飛羅麪二分五釐合三分為一服用土茯苓湯調下每一小料用丹藥六分炒麪三錢分作十二服土茯苓十兩水煎分十二碗去渣每早用湯一碗入藥一服攪勻服之不可別飲茶湯多煎土茯苓

湯當茶十二服完病亦遂愈忌食雞鵝羊肉一切發物并惱怒房事

解毒至寶丹

治楊梅結毒一切熱毒流注骨蒸内熱六脉俱數者用之以清熱解毒

人參三七（微火焙二錢） 滑石（水飛淨三錢） 珍珠

真琥珀（各四分） 生甘草（一錢）

右五味各研細末和勻每服二分病重者加至三四分人小者用一分加至二分用川萆薢三錢煎

湯調服

飛龍換骨還元丹

專治新久楊梅結毒誤服輕粉昇藥以致筋骨疼痛癱腫下疳陰蝕潰爛淫痰流注瘰癧發背口舌糜爛目鼻損壞遍身梅瘡梅癬鶴膝腫痛血風臁瘡魚口便毒等症服二十日全愈忌酒醋發物惱怒房事

製粉霜　真阿魏各五錢　槐花三錢

當歸尾　白芷　丁香

乳香去油　沒藥去油　明雄黄飛淨

硃砂飛淨各一錢　牛黄五分　氷片三分

製砒霜一分

右十三味共為細末用老米打糊為丸如黍米大硃砂為衣磁瓶收貯不可泄氣初服四丸十日後服五丸二十日後服至七丸為止不可再加俱用土茯苓四兩猪牙皂一條此二味為主再加後引經藥用河水井水各二碗煎成三碗每早以一碗送下丸藥餘二碗留為午晚當茶飲如體虛者服

此必發寒熱頭痛喉疼口臭不必驚恐停二三日
再服
昇粉霜法
水銀一兩五錢 火硝一兩三錢 白礬
皂礬 食鹽各一兩 硼砂三錢
右六味共研匀入陽城罐內鐵盞蓋上用鐵絲紮
緊鹽泥封固放爐上昇文火四炷香武火三炷香
候冷開看鐵盞上丹藥刮下聽用量人之虛實毒
之輕重新久用之至重者每一料入粉霜七八錢

不可再多

昇白砒霜法

白砒四兩打碎如指頭頂大聽用取菉豆一升煮汁二碗去渣入甘草一兩同煎至一碗去甘草將汁浸砒霜一日次早將汁煎乾為度研細入陽城罐內鹽泥封固昇煉文火兩炷香武火一炷香候冷開看鐵盞工之砒霜有時如石榴子有時如香灰樣必此兩色始堪入藥餘皆不可用

附各部湯引

一結毒生於頭頂或爛見骨至重者用昇粉霜三錢昇砒霜一分五鼈湯引内加川芎藁本各五錢煎湯送下

一結毒生於眼上用昇粉霜一錢五分昇砒霜一分湯引内加川芎白芷藁本殭蠶各二錢煎湯下

一結毒生於鼻上用昇粉霜二錢昇砒霜一分湯引内加山梔川芎各二錢煎湯送下

一結毒生於喉中用昇粉霜二錢昇砒霜一分湯引内加天花粉石菖蒲川芎各二錢煎湯送下

一結毒生於臂上用昇粉霜二錢昇砒霜五釐湯引内加川芎柴胡各二錢煎湯送下

一結毒生於臂膊上下兩脇用昇粉霜四錢重者五錢昇砒霜二分天花粉末五錢為丸湯引内加杜仲懷牛膝各二錢煎湯送下

一結毒生於陰囊上下玉莖上者用昇粉霜六錢重者用八錢昇砒霜二分牡蠣煅紅冷定研極細末八錢人參五錢為丸湯引内加黄芪白朮天花粉牛膝各二錢煎湯送下

一結毒生於腿上下用昇粉霜五錢昇砒霜二分天花粉三錢防風五錢爲丸湯引内加木瓜薏苡仁牛膝各二錢煎湯送下

一結毒生於脚板底下用昇粉霜六錢昇砒霜二分天花粉沉香各五錢爲丸湯引内加木瓜牛膝各二錢煎湯送下

一結毒生於婦女陰戸内上染風毒年久不愈潰爛見骨或穿通肛門内爛極臭手足不能伸縮或生陰戸上下兩邊者用昇粉霜八錢昇砒霜三分

加天花粉三錢為丸湯引內加牛膝二錢煎湯送下外用猪肝切長條蒸熟乘温插入陰戶內冷則换一條如此十餘條如陰戶內生溼瘡痛不可忍者另用輕粉兒茶各三錢研細搽之倘瘡癢如蟲蝕次早用枸杞根煎湯薰洗之仍用猪肝糝藥插换數次即愈

一結毒下疳用昇粉霜三錢昇砒霜一分湯引內加牛膝豬苓各二錢煎湯送下

一魚口便毒用昇粉霜二錢昇砒霜一分湯引內

加牛膝殭蠶各二錢煎湯送下

一瘰癧穿爛日久用昇粉霜六錢昇砒霜二分外用玳瑁銼碎絹帛包置婦女乳上一宿次早取下研為細末五錢為丸湯引內加夏枯草海藻滑石天花粉瓜蔞仁各二錢煎湯送下

一諸部湯引內俱用土茯苓四兩猪牙皂角一條為主藥再加各部引藥同煎

二寶丹

專治男婦楊梅結毒或在頭腦咽喉鼻中潰爛腐

臭可限十二日完口全愈永無餘毒雖後來生育毫無遺毒

劈硃砂明透者二錢研細用清水揉洗漂去浮紅然後乳細再用清水飛過去脚曬乾只用淨末一錢五分

好滑石刮去黄者曬乾乳細一兩研細入水揉洗去淨腐而黄色水飛數次至豆青色取起曬乾再乳細只用淨末二錢五分

右二味共研極細重四錢足分為十二包每包三分三釐用土茯苓每日一觔以清水洗淨將磁瓦刮去外面黄皮用木槌打碎先將藥末三分三釐

放於砂鍋底內再將土茯苓蓋上入河水四碗半
做一制子於中驗其淺深再加井水四碗半共煎
至四碗半為度去渣用新瓦壺盛之分為三次早
晨午後晚間當茶温服如此不可間斷連喫十二
日即愈忌食最嚴如油鹽醬醋茶酒糖物毫不可
犯只可食白水雞猪肉青菜梗煎時忌鐵器與陰
人手如梅瘡初起之時必先用羊肉煨食托出毒
來方食此藥洗瘡用菖蒲煎湯洗之

四仁丸

治楊梅瘡神效

棉花核炒　肥皂核炒黄　廣膠麩皮拌炒

槐花米炒　馬料豆炒　麻子炒各半升

右六味為末用雄猪膽汁為丸每服五錢溫酒送

下生在上身者加穿山甲土炒二兩

麻子丸

治楊梅瘡毒盛者宜發汗解毒

硃砂二錢　雄黄一錢五分　苦參

荊芥　天麻　麻黄

花粉　牛蒡子　槐角子各三錢

右九味為末用糖心雞蛋為丸如桐子大每服三十丸用雞肉湯或羊肉湯送下一日一服表出毒不再發忌一月房室神效

掃毒丹

治楊梅結毒潰爛不堪

水銀一兩　劈砵砂　明雄黄各五錢

硫黄三錢　白礬一錢

右五味研細末入陽城罐内用鐵盞蓋定鹽泥封

固鐵絲紮緊用炭十觔先文後武昇煉三炷香為度冷定開看將鐵盞上靈藥刮下如結毒爛喉者用靈藥五分加人中白煅飛淨青黛各八分乳香沒藥各五分氷片二分麝香一分珍珠一分五釐各研細末吹入喉中日五六次三日即愈如口鼻皆爛再加龍骨象皮血竭兒茶各五分琥珀二分共研細末糝患處外用清涼拔毒膏藥蓋貼之

四香四石丹

治楊梅瘡癓毒內盛宜解毒利竅

石膏　滑石飛淨各一錢八分　生甘草一錢
硃砂　生明礬　血竭
乳香去油　沒藥去油各六分　冰片一分
麝香八釐
右十味各乳細末約重七錢分作七服每用土茯苓一觔打碎一半鋪瓦銚內將藥放土茯苓上又將這一半土茯苓蓋上用水四碗以二碗分二次一日服完七日七服見效
上清丹

治楊梅結毒頭痛之極此毒氣隨三陽經上升巔
頂也用之神效

何首烏（不犯鐵器）　天花粉　苦參
荊芥穗　肥皂子　防風（各一兩）

右六味共為細末每用七分五釐用土茯苓四兩
猪油一兩五錢水三碗煎一碗半每食後片時用
藥汁半碗調藥末服一日三服

清陽丸

治頭面結毒

川椒出桃花洞者佳爵半粒口不能言者真去目八錢　蘄艾去筋膜一兩

白茯苓二兩　麻黃去節二錢　猪頭天靈蓋火煅存性五錢

右五味研為細末蒸餅打糊為丸如菉豆大飯後白湯送下三錢服後二三日瘡口乾燥不臭是其效也服至瘡口平復方住患久者宜間服十全大補湯去川芎十數劑忌牛羊魚腥房慾火酒

十寶丹

治楊梅結毒神效

滴乳石三錢五分　琥珀　人中白煅各二錢
硃砂　珍珠各五分　西牛黃
冰片各三分　乳香二分　蟾酥毒甚者加五分
石青頭上用五釐鼻上用三釐
右十味為極細末每用六釐加飛麪三分和勻聽
用先用土茯苓一觔洗淨木槌打碎入河水十二
碗瓦器內煎至八碗再將湯濾起將土茯苓先鋪
一層在底將末藥放在土茯苓上週圍亦用土茯
苓圍住再將土茯苓湯輕輕傾下再煎至三碗一

日飲盡忌食一切發物

搜毒散

治楊梅結毒曾服輕粉筋骨疼痛此毒入筋骨宜此解之

當歸　川椒　細茶

黑鉛　甘草 兩各四

右五味剉為末分十服水煎服或後加麝香一分亦妙

金蟬蛻甲酒

治楊梅瘡不拘新久輕重皆驗並治結毒筋骨疼
痛諸藥不效者更妙
好酒五觔大蝦蟇一枚浸酒内封瓶口煮兩炷香取
起待次日隨量之大小飲醉為度冬夏蓋煖出汗為
效所餘之酒次日只服量之一半酒盡瘡愈服酒後
七日不可見風要緊忌口味房事百日除根
先天一氣酒
治楊梅瘡筋骨疼痛
黑鉛七觔打成片剪碎用上好堆花燒酒十五觔將

鉛片浸酒內泥封壜口隔湯文武火煮一晝夜埋土中七日退火氣早晚任服一二杯待筋骨不痛然後服八寶丹收功

還原全宗丹

治楊梅瘡結毒爛去鼻準或爛去陽物俱能生長如舊

乾元一錢乾元即頭胎男子胞衣竹刀刮去血新汲水洗淨炙乾再用大粉甘草半觔人參五錢煎水三碗慢火熬至一碗半取起將乾元放磁器內以汁陸續澆灌汁盡為度入磁罐內黃泥固濟炭火煅紅待冷取出如烏金紙色樣磁罐收藏聽用

硃砂四錢　珍珠　琥珀各二錢

滴乳石煅三分　冰片一分

右六味共研極細末和匀老米飯搗和為丸如菉豆大每用土茯苓四兩煎湯送下初起服五分二次服三分後皆以三分為率服至一月鼻長如舊但未服藥時先到車匠店車成一端端正正鼻式外以黃蠟熔化澆木鼻上取下木鼻將蠟澆就鼻子用火烘粘在土星處待一月藥完取下蠟鼻看新長鼻子歪正何如如不正速用出蛾蠶繭一枚

煅存性爲末黄蠟丸芥子大熱酒作一服送下如要速爛可用蠶繭二三枚煅服次日漸爛三日後照舊爛平仍照前法用蠟鼻粘上服藥候一月藥完其鼻又長全矣如陽物爛去亦照玉莖黄蠟澆成火烘粘在根上用土茯苓四兩天花粉五錢牛膝二錢煎湯服藥一月藥完莖如舊矣

生根接嗣丹

治楊梅瘡久潰不愈陽道爛盡可使復生且仍能生子奇方

滴乳石煅三錢五分　琥珀七分　硃砂
雄黃各六分　人參一錢　真水粉五分
珍珠七分　西牛黃四分　胎狗一個黃泥裹煨勿焦
右九味用靈仙首烏大力子蓼草汁煮一晝夜炒如銀色研細末每服三釐日進四服臨卧又一服俱以土茯苓半觔陰陽水十二碗煎至五碗連送五服七日驗五十日復生效

白鹿洞丸

治大痲瘋眉毛脫落手足拳攣皮骨潰爛唇翻眼

綻口歪身麻肉不痛癢面生紫斑並治如神

真蘄蛇八兩去皮骨酒浸焙　獨活　蘇薄荷

全蝎去鹽洗　蟬蛻去足　殭蠶炙去足

赤芍各六兩　楓子肉去淨油　天麻酒浸

防風　白芷酒浸　白菊花

金毛狗脊去毛酒浸　漢防己　何首烏忌鐵

當歸酒浸　苦參各四兩　蜈蚣炙去頭足

穿山甲炒　川芎　梔子仁炒

連翹　白鮮各二兩

右二十三味共為末酒糊為丸如梧子大每服七八十丸空心用好酒送下臨臨再一服忌惱怒房事油膩煎炒雞魚蝦蟹芋頭山藥糟魚肉鵝生冷酸食冬月亦不可烘火宜綿煖淨室坐定保守性命節飲食斷妄想服藥時宜仰卧令藥力遍行有功如不守禁忌徒勞心力亦無效也服此藥只宜食鴨鯽魚牛肉俱宜淡食

白花蛇丸

丹陽上舍得痲瘋疾一僧療之而愈以數百金求

方不肯傳館賓袁生竊窺藏納衣領中因醉而竊録

焉用者多效

白花蛇一條　烏梢蛇一條並去頭尾生用　防風

蟬蛻去泥土　生地黄　川芎

苦參　枸杞　槐花

銀花各二兩　白蒺藜　全蝎醋浸一日去鹽

北細辛　蔓荊子　威靈仙

何首烏　胡麻仁炒香　金毛狗脊

川牛膝　烏藥　天花粉

川連　黄芩　梔子

黄柏　連翹　牛蒡子炒各一兩

漏蘆洗淨去苗四兩　荊芥穗一兩五錢

右二十九味毒上頭面者加白芷一兩肌膚潰爛者加皂角一兩共為細末米糊為丸如梧子大每服五六十丸茶清送下午後臨卧各一服

換骨丹

治鶴膝風

蒼朮四兩　枸杞二兩五錢　茄根三兩

當歸　牛膝　敗龜版
防風　秦艽　獨活
萆薢　羌活　晚蠶沙
松節　虎脛骨酥炙各一兩
右十四味共用酒浸曬乾研為細末酒糊為丸如
梧子大每服三錢食前白湯送下

蛜蝌丸
治鶴膝風
全蝎　白芷　桂心

安息香　阿魏各用童便酒炒熟　威靈仙
白附子童便酒炒　當歸　羌活
桃仁童便酒炒　牛膝　漏蘆
地骨皮　白芍酒炒各一兩　乳香
沒藥二味用童便酒炒各七錢五分
右十六味共研細末煉蜜為丸如梧子大每服三
錢空心溫酒送下

驅風丸

治鶴膝風筋骨腫痛

熟附子一兩　全蝎　黑豆各四十九枚

川烏一枚　蚯蚓劈開掤新瓦上曬乾一兩

右五味共研細末糕糊為丸如梧子大每服一錢

空心溫酒送下

消風散

治鶴膝風

番木鼈酒泡蒸去皮用麻油四兩熬枯浮起為度再用陳壁土炒乾研細末二兩

大楓子燈心同水煮過研細去油一兩　穿山甲洗淨土炒研細一兩

附子揀大者童便煮過去皮臍切片焙乾研細一兩

右四味共研細末磁瓶收貯每服七分空心温酒
調服極醉出汗七服除根

大苦參丸

治人面瘡

苦參二兩　蔓荊子　赤茯苓
山藥　白芷　荊芥
防風　白附子　川芎
山梔生用　何首烏　白蒺藜
皂角　川烏泡　黄芪

赤芍　獨活　羌活各五錢

草烏炮一錢五分

右十九味共為細末麪粉和丸如梧子大每服五七十丸空心黃酒送下不飲酒者以茶代之

却風酒

治兩膝風痛或腫艱於步履

當歸　五加皮　生地黃

薏苡仁　木瓜各一兩　牛膝焙八錢

防己二錢　廣皮　半夏各三錢

嫩桑葉炒二兩　秦艽　續斷各五錢
右十二味用好燒酒八觔浸五日空心飲服數杯
臨卧更飲

解冤神丹

治人面瘡

人參八兩　白朮五兩　川貝母
白芥子　白茯苓　生甘草
青鹽各三兩　半夏　白礬各二兩
右九味共為末米飲為丸如梧子大每早晚白湯

各送下五錢自然漸漸縮小而愈病雖奇而方更神也

烏龜丸

治貼骨癰疽並寒溼氣疼痛並效

川　烏（河水換煮七次）　草　烏（河水換煮七次）　甘　草

羊角尖（炙研）　番木鼈（用麻黄五錢煎湯泡一宿去毛切片土拌炒脆）

土木鼈（去殼淨肉切片香油炒脆各一兩）

右六味共為細末用赤沙糖打糊為丸如菉豆大每服一錢無灰酒送下

陰陽二氣丹

治脫疽久服丹石温熱之藥以致腎水受灼多成口燥咽乾至飲氷雪不知其冷此孤陽獨旺宜服此丹解之

元參湯泡去粗皮搗膏 麥門冬搗膏 天門冬搗膏
人中白小兒溺者生用 五味子炒研 黃柏各一兩
青黛色嬌嫩者 枯礬 辰砂水飛為衣
澤瀉 甘草各三錢 氷片一錢

右十二味各為細末同元參二冬膏子加煉蜜少

許再搗千餘下軟硬得中為丸如梧子大每服六十丸童便乳汁各一鍾空心送下安睡一時許其功如神

金液戊土丹

治脫疽及疔瘡發背縱食膏梁厚味醇酒又或過服丹石溫補之藥勉力房勞多致毒積臟腑久則胃汁乾涸腎水枯竭不能上制心火以致消渴消中消腎饑飲多乾能食多瘦九竅不通驚悸健忘此證出後必發疽多難治療宜預服此丹亦可轉

重就輕移深居淺又解五金八石之藥毒

人中黃　烏梅肉　胡黃連

白茯神　五味子各一兩　石菖蒲

遠志肉　明雄黃　辰砂

硝石各三錢　西牛黃　冰片各一錢

金箔二十頁為衣

右十三味各乳細末配準分量共入乳鉢内再研千轉於端午七夕或二至二分吉辰在淨室中先將烏梅地黃搗膏極爛和藥漸加煉蜜少許徐徐

添搗軟硬得中每藥一兩分作十丸金箔為衣每服一丸用人乳童便共一大杯化藥隨病上下食前後服之此藥最解膏粱金石藥毒殺三尸除癆熱極有奇功又治煩癲主安神志辟瘴辟瘟及諸邪魅譫語妄情失心喪志者俱效修合之時服藥之際俱忌婦人僧尼孝服雞犬等見之此藥用蠟封固收藏勿泄藥味愈久愈效

化痰丸

無論流痰腋痰腋核如已經貼有膏藥敷藥內膿

已成者務將膏藥揭去敷藥洗淨然後服藥一服未消五六至重者不過三服

穿山甲炒　生大黃　生明礬各四兩

杏仁去皮二兩

右四味俱用碾槽研極細末切不可磨若磨則不效每服三錢痰在上部食後服痰在下部食前服俱用木瓜酒調下孕婦忌服

消痰丸

治痰流四肢或胸背等處堅硬痠疼或麻木漫腫

而皮色不變

豬牙皂一錢五分　蜈蚣三條　全蝎五枚

乳香去油　川貝母　穿山甲

明雄黃　沒藥去油各三錢　麝香五分

右九味共研細末黃蠟熔化為丸如梧子大每服三錢木瓜酒下

二子消毒散

治諸痏瘡

肥皂子燒存性　杏仁炒　蟬蛻

殭蠶炒　皂角子燒存性各七枚　土茯苓八兩
豬牙皂一條　荊芥　防風
牛膝各一錢　金銀花三錢　豬板油二兩
右十二味杵為散用水八碗煎三碗早午晚分三次服如結毒服二十一日全愈袖口疳加黄柏一錢肥皂子加倍楊梅瘡加菉豆側柏葉糯米各三錢薏苡仁皂角刺各一錢內疳加海金砂白牽牛五加皮各一錢五分

清金甯肺丸

治肺癰潰後欬嗽不休膿痰不盡形氣虛羸者

陳　皮　白茯苓　苦桔梗

川貝母　人　參　黄　芩

麥門冬　地骨皮　銀柴胡

川　芎　白　芍　胡黄連各六錢

五味子　天門冬去心　生地黄酒浸搗膏

熟地黄搗膏　當歸身　白　朮炒各一兩

甘　草炙三錢

右十九味共為細末煉蜜為丸如梧子大每服七

十丸食遠白滾湯送下

滋陰清化丸

治肺痿吐沫身體瘦弱潮熱肌膚甲錯

天門冬去心　甘枸杞　麥門冬去心

知母酒洗　當歸酒洗　生地黄酒洗

熟地黄酒煮　川貝母去心各二兩　五味子七錢

牡丹皮　山萸肉　元參各一兩

白茯苓　乾山藥各一兩五錢

右十四味共為末煉蜜為丸如梧子大每服三錢

空心白湯送下

清金丸

治肺癰潰爛口吐臭痰

石膏　寒水石　鵝管石

井泉石　龜背石（火煅人乳淬存性）　川貝母（各一兩）

甘草（炙三錢）　款冬花（焙五錢）

右八味共研極細末聽用臨卧用細芽茶漱口再將藥秤一分裝在蘆柴管內摟在喉嚨口用氣慢慢吸進喉中仰卧片時再飲茶二三口吞下至五

更時又如此吸一服

排膿散

治肚癰大小腸癰冬瓜癰神效

白芷　菉豆　大黄各二錢

乳香　沒藥各一錢　番木鼈去毛二枚

當歸尾一錢五分

右七味共研末每服二錢酒調服以平為度

黄芪圓

治腸癰胃癰肺癰腹癰初起神效

黃芪酒炒　黃芩各三錢　連翹
白芷各一錢　穿山甲炙二錢　蜈蚣酒浸炙二十條
露蜂房三枚陳醋浸數次
右七味為細末用水或米粥疊丸如菉豆大曬乾
收貯又用生大黃為末水疊丸如菉豆大曬乾另
貯如有前症年壯者兩宗丸藥各三錢或酒或開
水送下虛弱人前丸用三錢大黃丸或二錢或一
錢五分服之其毒氣膿血皆從大腸而出矣亦有
從口內出者

黄龍散

凡患腸癰少腹旁必微腫而小腹隱痛不止若毒氣不散漸大內攻而潰則成大患矣急宜以此藥治之

大黄　瓦龍　蟬蛻

殭蠶各二錢　石蟎蚆此草藥也　當歸各五錢

老蜘蛛二枚捉放新瓦上以酒鍾蓋定外用炭火煅乾存性

右七味為末每空心用酒調服一錢許日逐漸服自消凡遇前症先用紅藤一兩以好酒二碗煎一

碗午前一服醉卧避風午後用紫花地丁一兩亦如前煎服服後痛必漸止為效然後服末藥除根

追毒丸

治痔漏通腸污從孔出先用此丸追盡膿毒後服閉管丸立效

胡黄連切片薑汁拌炒　蝟皮炙炒黄色各一兩　麝香二分

右三味共研細用軟飯為丸如麻子大曬乾忌火烘磁瓶收貯不可泄氣每服一錢空心溫酒下如服後膿水反多正是藥力追毒出外不必疑懼

通腸三黄丸

治痔瘡痔漏初起人壯便秘血分壅熱者

生地黄水洗四兩　黄芩一兩五錢　大黄九製

防風　當歸　蒼术米泔浸炒

地龍焙　槐角炒　赤芍各二兩

金銀花　枳殼麩炒　秦艽各一兩

右十二味共為細末煉蜜為丸如梧子大每服三錢空心白湯下

三神丸

治僧道痔瘡

枳殼炒去穰　皂角燒存性　五棓子各等分

右三味為細末煉蜜為丸如桐子大每服二三十丸溫水食前送下其效如神

清臟補漏丸

治臟毒通腸痔漏

穿山甲炮一兩　槐花炒　明礬各二兩

右三味共為細末用黃蠟二兩鎔化為丸如梧子大每服二錢空心白湯下服至一料除根

柏膠丸

内消痔漏

雄黄同蜜煎老去蜜　小茴香各三錢　川黄連

側柏葉各一兩　槐角子一莢五粒者佳四兩　熊膽一錢

廣膠八兩切斷以牡蠣粉八兩炒成珠去牡蠣

右七味各研細末煉蜜為丸如梧子大早晚各服三錢白湯送下葷用雞蛋素用豆腐過口如痔痛極者加乳香沒藥去油各二錢蟾酥一錢五分

加味槐角丸

治痔漏通用並治腸風下血

川芎　真阿膠　白芷各五錢

槐角子　生地黄　當歸身各二兩

黄連　黄芩　枳殼

連翹　防風　秦艽

地榆　升麻各一兩　黄芪二兩

右十五味共研細末蜜丸或酒糊為丸如桐子大

每服五十丸漸加至七八十丸百丸空心温酒或

米湯送下

槐角丸

治痔瘡下血

槐角子　槐花各八兩　檳榔四兩

黄芩三兩　刺蝟皮酒浸焙二枚

右五味共為細末煉蜜為丸如梧子大每服一百

丸空心白湯送下

皂角圓

治痔有鼠乳結核作渴疼痛

皂角醋炙　黄芪　荆芥

槐子　穿山甲　木香
露蜂房炒焦　蝟皮炙　鼈甲醋炙
桔梗　芍藥各一分　大黄生用五錢
右十二味共為細末煉蜜圓如梧子大每服二三十圓温湯下食前日三服未知加至四五十圓

鈎腸丸

治久漏氣虛肛門腫痛生瘡時有膿血及腸風下血虛寒久不愈者
生附子去皮臍　枯緑礬各一兩　訶子煨

枳殼麩炒去穰　天南星生用　白附子
半夏　枯白礬各二兩　雞冠花微炒五兩
栝蔞燒存性二枚　胡桃肉罐內煅存性十五兩　蝟皮燒存性二枚
右十二味共研末醋糊為丸如梧子大每服二十
丸空心臨卧時俱用温酒送下
狗腸丸
治通腸痔漏
象牙屑　建青黛　陳松蘿
女貞子各等分

右四味研細末用黄狗腸一具洗淨蒸爛為丸如梧子大每服三錢早上白湯送下

狐仙封臟丸

此方並不治痔而治痔有神效之功十日見效服完一料永不再發久服更可延年益壽但服此當禁色慾惱怒

枸杞子去蒂酒拌蒸　菟絲子　白茯苓乳拌蒸曬五次

赤茯苓　生地黄竹刀切片　熟地黄

甘菊花　山萸肉　女貞子

何首烏同女貞子蒸曬五次　遠志肉甘草水浸二日　當歸身
人參　白蓮鬚　柏子仁
天門冬去心　元眼肉　麥門冬去心
酸棗仁炒各四兩　五味子　川牛膝
牡丹皮　石菖蒲　澤瀉各二兩
右二十四味共為細末煉蜜為丸如梧子大每服
二錢空心白湯送下
五灰散
治臟毒陰虛溼熱下注肛門內結壅腫刺痛如錐

大便虛閉小水淋瀝寒熱往來遇夜尤甚脈微細

數宜服此散自然化毒出膿

血管鵝毛　血餘　蜈蚣

穿山甲　生鹿角各燒存性

右五味各等分共研細合匀每服五錢空心温黄

酒調下

推車客散

治痔漏不論遠年近日最凶者百日收功其管自

能退出

酸棗仁炒　蒼朮鹽醋米泔童便四製　遠志肉
穿山甲炙　側柏葉白礬水煮　枳殼醋煮
地骨皮各一兩　槐角子炒　貫衆酒拌九蒸九曬
陳棕灰各三兩　白花地丁七八月採六兩　蝟皮煅存性一兩
右十二味如法製度為極細末每服三錢空心温酒調服或白湯亦可服一月後每服加推車客細末三分蜣螂管自退出如出以快剪去之

小靈丹

治內外痔兼治中風口眼喎斜如神

番木鼈不拘多少用麻油煎枯存性取起為末麪糊為丸如蘿蔔子大每服一分六釐臨卧茶清調服煖蓋出汗切忌不可說話

其木鼈熬下之油加熊膽氷片末各少許調搽外痔甚效先以荊芥防風瓦松煎湯薰洗後搽藥油數日自愈内痔則此丹與橡斗子丸俱極神效此油搽梅花癬癩三日即愈

橡斗子丸

治痔漏血出如箭並腸風下血

橡斗子殼四兩　黄芪蜜炙　枳殼麸炒
黄連酒炒　地榆去下半截只用上半截取淨末各二兩
右五味共為細末老米打糊為丸如菉豆大每服
一錢重者二錢每早空心用槐米三錢煎湯送下
半月全愈甚者兼服小靈丹必愈

混元丹

治痔漏

青礞石八兩　黑鉛三兩同硫黄四兩炒結成青金色砂子
陳明瓦三兩二錢　明雄黄　水銀

雌黃各二兩　白砒八錢　皂礬四兩
牙硝六兩同青礞石煅成金色

右九味各研粗末用升量有多少好做毬之大小先以灰如藥數做成毬庶不致藥多毬小毬成將藥裝入毬內用泥蓋好封固入灰缸內用金粟火煨一日至夜翻轉四面俱要煨到取起開看如褐色黃色俱佳如白色黑色可再封口煨之養火一日取出配後藥每靈藥一兩加貫衆淨末二兩以溼紙包裹鹽泥固濟炭火煅紅撊熄存性研細取

淨末一兩黑棗肉一兩二錢煮爛同入石臼內杵為丸如黄豆大每服四丸空心温酒下如服後喉痛破損停一二日待不痛再服以愈為度

附做混元毬法

用紫土搥熟加舊草鞋或舊棉絮和入土內多杵為妙再以舊絹一小方量藥多少即用灰多少於內裹成毬要圓些上用繩紮之入泥內包裹成毬以木板打入灰內過一二日換灰取起再打之待乾如裂縫以泥塗之以無縫為度俟極乾透解去

繩取去灰入藥於內其口先做有子口小蓋現成
裝藥入內以蓋蓋之再以熟泥封固要緊再下缸
煨之

丑午丹

治痔瘡痔漏能止膿水不用退管自然斂口誠治
痔之聖藥也

馬藺子炒三錢　牛黄三釐

右二味研為細末用鮮梨一枚去皮上剜一孔去
心將藥裝入梨内蓋好飯鍋内蒸熟不可入水服

時入白蜜七八錢槌爛食之一日一枚奏功最捷

内外痔皆效

消毒百應丸

治臟毒痔漏及内外諸症

蒼朮　猪牙皂　槐花或用槐米

金銀花　黄柏　當歸各四兩

右六味用河井水各四碗煎取濃汁濾清去渣入

錦紋大黄一觔石槌打碎浸透取起曬乾再浸再

曬以汁盡為度研細末用陳蕎麥麪打糊和杵為

丸如菉豆大尋常症用二十丸沉重者用六十四
丸體厚質堅者用八十一丸空心白湯送下如下
血多者煎湯内加地榆四兩

附治内外諸症湯引

一心痛用艾醋煎湯下
一追蟲下積檳榔湯下
一腹痛乾薑湯下
一咳嗽生薑湯下
一傷食温酒下

一夜多小便山茱萸湯下

一疝氣小茴香湯下

一風火赤眼黃連湯下

一痢疾白痢乾薑湯下赤痢甘草湯下

一渾身筋骨疼痛乳香湯下

一五勞七傷淡鹽湯下

一吐血及腸風下血當歸湯下

一難產及產後血暈諸症童便下

一五淋大小便秘大黃湯下

一痔漏及外感頭痛傷寒發熱表〻者紫蘇湯下
裏結者大黃湯下
一婦人經水不通血瘀者紅花湯下血虛者當歸
湯下
一小兒疳積腹大青筋石榴皮湯下
一腫脹黃癉陳皮湯下
一疔瘡磨刀水下

犀角地榆丸

治腸風痔漏下血

犀角　黃芩　黃連
地榆　枳殼　槐米
當歸　防風各等分　生地黃
烏梅肉　木耳各加倍
右十一味共為末蜜丸如梧子大每服三錢空心
滚湯送下
續斷圓
治遠年腸風痔漏
黃芪　枳殼　威靈仙各二兩

續斷炒　槐角子　枯礬
當歸炒　乾薑　附子
生熟地黃　連翹炒各五錢
右十一味為細末蜜圓如梧子大每服三十圓空
心食前服

鼈甲圓

治腸痔

鼈甲　蝟皮炙焦黑　穿山甲炙焦
白礬枯　附子　猪牙皂炙焦各五錢

麝香另研一分

右七味為細末研勻蒸餅圓如梧子大每服三十

圓食前米飲下日三服

苦參地黃丸

治痔瘡糞後出血為酒毒宜服此丸

苦參切片酒浸溼蒸曬九次為度炒黃為末淨一觔

生地黃四兩酒浸一宿蒸熟搗爛和入苦參末內

右二味為末煉蜜為丸如梧子大每服三錢溫酒

或白滾湯送下日服二次

補漏丸

治痔漏不拘蜂窠翻花通腸三十二孔者不用刀針掛線立建神功

黑牽牛炒連皮　大黄酒拌蒸極爛　白蓮蕋各三兩

紅礬醋煮　五倍子炒　五味子炒

川當歸各一兩　黄連七錢　乳香去油

没藥去油各一錢　山豆根五錢

右十一味共為細末酒疊為丸每服一錢五分肉湯送下

胡連追毒丸

治痔漏不拘遠年近日有漏通腸汚從孔出先用此丸追盡膿毒

胡黃連切片薑汁炒一兩　刺蝟皮炒脆一兩　麝香三分

右三味共為細末陳米爛飯為丸如麻子大每服一錢食前温酒下服後如膿水反多是藥力到也勿懼之候膿水將盡服黃連閉管丸

黃連閉管丸

治遍身諸漏皆效

胡黃連淨末　穿山甲麻油內煮黃色　石决明煅

槐花微炒各五錢

右四味共研細末煉白蜜為丸如麻子大每服一錢晨昏各一服米飲下至重者四十日愈如漏之四邊有硬肉突起者加蠶繭二十枚炒研末和入藥中

退管丸

治痔瘡管漏

血餘炭　槐角子炒各一兩　白蒺藜炒去刺二兩

殭蠶炒　皮硝炒　兒茶

沒藥去油各五錢　蟬蛻酒洗焙三錢　蜂房焙四錢

犀角瓦上炙　鹿茸各五錢　肥皂子肉四十九粒焙

右十二味共研細用黃蠟四錢狗油一兩化勻和丸如桐子大每服六七十丸早晚溫酒送下半月其管自退

又方

治同前

當歸酒洗　露蜂房要槐樹上微炒　川連酒炒

象牙各五錢　槐花微炒　川芎炒
滴乳香包在新鮮箬葉內去油淨各三錢
右七味共研細末取黃蠟二兩熔化為丸如桐子大每服三錢空心以漏蘆甘石煎湯送下其管退出用剪剪去亦有化為膿血出者服此丸忌房事豆腐火酒雖愈仍忌四十九日

又方

治痔漏不拘遠近或一二十年俱經試驗立愈
琉璃底三錢取廟宇內陳年廢琉璃年久彌佳麩拌炒透研末

辰砂水飛淨另研　人指甲麩皮拌炒研末　象牙屑另研細各一錢
蟬蛻炒研末一錢五分　乳香製淨末　沒藥製淨末
枯礬各八分
右八味共為細末用黃蠟三錢鎔化入藥攪勻乘熱作丸如菉豆大初服十丸以後逐日加一丸加至十六丸為止溫酒送下如諸漏在上身者加川芎六分在下部者加牛膝六分年久者服一料全愈近年者半料收功忌食葱及諸有管之物百日

金蟬補漏丹

治痔漏

蟯螂七兩　乳香去油　沒藥去油各五錢

白礬生　枯礬　生甘草

炙甘草各七錢五分

右七味共研細末用黄蠟四兩熔化入諸藥和勻乘熱作丸如梧子大初服八分漸加至二錢爲度温酒送下其管自退

五石補漏丹

治久年痔漏

活磁石六兩打如豆大用硫黄一兩研細以白芨水浸磁石將硫黄為衣曬乾

右入陽城罐內用鐵盞蓋定鹽泥固濟昇煉七炷香冷定開看刮下靈藥約三錢聽用又用

硃砂　明礬　火硝

青鹽各四兩

右四味研細入陽城罐內照前昇煉七炷香候冷刮取靈藥又用

紋銀一兩　硫黄三錢　白砒三分

右三味同入傾銀罐內鎔化攪勻成粉將三項藥

各稱等分研為細末米飯為丸如梧子大空心白芷湯送下一分服後半日許下部脹痛以手左右拍之其管自退出用好生肌藥收口其功甚速如瘡口太小稍用爛藥爛大瘡口其管更易退出又法用草麻子一兩煎湯薰洗其退更速

塡漏神丹

治內外痔漏並下部諸漏瘡俱極神效

阿魏一兩酒化　人參　象皮土炒

紅花　川連各五錢　槐角子連子炒

槐花炒　全蝎酒洗焙　阿膠蛤粉拌炒
熟地黃搗膏各二兩　生地黃三兩搗膏
柿餅八兩陳茶葉泡汁浸同生熟地搗膏
右十五味為末以柿餅地黃膏和搗為丸如菉豆大每服二錢開水送下早晚各一服戒惱怒房事生冷發物如痔流水時不可行動如久漏氣虛者倍人參二三兩如雞冠石榴等痔先宜止痛為主待痛定再搽枯痔藥或用冰螺散或熊膽或番木鼈用水磨搽俱可

亥丑脱管丸

消痔脱管奇效

刺蝟一枚皮紙澄包燒灰　牛角䚡一枚燒灰存性　猪懸蹄二十枚燒存性

苦參二兩　木耳　石菖蒲

陳棕燒灰存性　枯礬各一兩　地榆

槐角子　胡麻仁　雷丸

防風　漏蘆　蕪荑

麝香各五錢

右十六味共研細末煉蜜為丸如梧子大每服一

錢白湯送下日三服

苦參黃連丸

治痔漏臟毒腸風下血

黃連　苦參　乳香去油

沒藥去油　雄黃各一兩　連翹

殭蠶　蟬蛻　防風

全蝎　槐角入牛膽汁煮　生地黃

牛膝　陳皮　穿山甲炒

當歸　地龍酒洗淨焙乾　枳殼麩炒各二兩

蜈蚣廿條焙去頭足　象牙屑五錢　人參二錢五分

露蜂房一枚入玄明粉填滿眼內草紙滲透包好微火上煨之

右二十二味共為細末煉蜜為丸如梧子大每服三錢空心開水下忌飲酒發物惱怒房事

神芎丸

治痔瘡下血

川芎　當歸　黃芪

神麯　槐花　地榆各一兩

阿膠炒珠　血餘　荊芥穗炒灰

木賊草炒黑各三錢

右十味共研細末煉蜜為丸如梧子大每服五十丸空心米飲下

槐花丸

治臟毒下血

槐花　木耳各三兩　郁李仁

皂角子　象牙屑　黄芩

升麻　血餘灰　荊芥穗各五錢

大黄酒浸九蒸九曬二兩

右十味共為末煉蜜為丸如赤豆大外以四物湯加炒黑蒲黃各一兩為衣米湯送下空心及下午各二錢服完立愈

青蓮丸

此丸退管生肌屢用屢驗

石蓮肉　冬青子各三兩　川連

川芎　牛膝酒炒　赤芍

當歸酒洗　黄芩　黄柏

熟大黄各一兩　槐角子　象牙屑各二兩

蛇蜕去頭尾　全蝎各五錢　京墨三錢煅炭

右十五味共研細末煉蜜為丸每早服三錢至七日後服二錢五分又七日服二錢忌火酒又七日服一錢五分每日早晚用柳絮花椒煎湯薰洗一料服完永不再發忌食羊驢肉公雞鯉魚辛辣等物

狗肉丸

治痔漏二三十孔出糞者

犬肉　青黛各八兩

右二味共搗千杵為丸每服二錢空心白酒或白湯送下至重者一觔全好

烏鼈六味丸

治體質陰虛年久痔漏

熟地黃四兩　白茯苓　山藥

山萸肉　牡丹皮　白芍各二兩

象牙一兩五錢　鼈甲　肉蓯蓉

何首烏各三兩

右十味共研細末煉蜜為丸如梧子大每服三錢

空心白湯送下

補血益氣丸

夫痔之生乃心經之積熱流於大腸經移於穀道古人名之曰痔曰漏此證男女皆患蓋緣美味多飧醕醪過飲醉飽貪慾喜怒交加漸積而成其患初起結纍如牛乳雞心不破為痔破流膿水為漏變為蓮花通腸雞冠其禍不小不醫則患重於一切世人不審痔源不解漏根動輒藥線穿蝕致受痛苦男子強求一時之功而婦人豈能穿線乎譬

夫瓦破則漏水下流不補其瓦漏安能免此方男婦並治不理其瘡惟補其氣血為主使其上不漏則下無害矣且無號痛之慘潰爛之險服此藥者不惟能愈痔漏抑且以保壽延年

人參　甘枸杞　生地黃

當歸身各一兩五錢　茯神　麥門冬去心

棗仁炒　遠志肉　白芍酒炒各八錢

甘草去皮五錢　白朮土炒一兩

右十一味為細末用豬心血畧加煉蜜為丸如梧

子大每臨卧時無灰酒送下七八十丸

胡麻丸

治小兒風癬疥瘡

苦參五錢 石菖蒲 甘菊花各一

何首烏 威靈仙 白蒺藜

荆芥穗 牛蒡子 胡麻仁

蔓荆子各三錢

右十味共研細末酒糊為丸如菉豆大每服一錢

竹葉燈心湯下

苦萍丸

治溼熱生癬神效

乾浮萍一兩　蒼耳子　蒼朮

苦參各一兩五錢　黄芩五錢　香附二錢五分

右六味共為細末酒糊為丸如梧子大每服三錢

白湯下患在上身食後服在下身空心服

除溼清熱散

治燕窩瘡羊鬍瘡神效

白朮　蒼朮　豬苓

澤瀉　炙甘草各一錢　茯苓
蒲公英各二錢　天花粉一錢五分　羌活
白芷各五分
右十味杵為散每服四五錢水煎服
遍身生瘡藥酒
虎骨醋炙　薏苡仁各一兩　當歸
金銀花　防風　白茯苓
連翹　生地黃　川貝母各四錢
蒼耳子　羌活　天花粉

白芍各三錢　海風藤　黄柏

蒼朮各二錢

右十六味為末共入絹袋盛好用黄酒十觔浸三日隔湯煮滚取出埋地下七日以出火毒每飲數杯服完全愈

膿窠疥瘡藥酒

生地黄　金銀花　當歸

蒼朮各二兩　猪板油十兩

右五味入壜内用黄酒十五觔封口隔湯煮一炷

香取出退火氣三日隨量飲之

青囊集要卷十四　目録

鐵桶散

鐵桶膏

冲和膏

芙蓉菊花膏

芙蓉膏

又方

水澄膏

烏龍膏

龍虎膏

龍珠膏
回陽玉龍膏
馮氏援生膏
坎宮錠子
離宮錠子
白錠子
蝌蚪拔毒散
二味拔毒散
立消散

烏龍錠

龍虎散

觀音救苦丹

輕雷丸

二黃消毒散

四白消毒散

狼毒散

穀毒失笑餅

巴豆餅

神功紫霞丹

代鍼散

立馬消丸

紮藥

麻藥

蟾酥撚子

蟾酥餅

拔疔黃丸

拔疔散

斑砂餅
翕糞散
二汁神消丹
魏香散
二豆散
三香散
三聖散
四生散
石硝散

拔萃丹
五虎粉
小升丹
白降丹 附水煉降藥法
紫陽丹
龍虎如意丹
八將擒王散
桃花散
定痛散

腐盡生肌散
月白珍珠散
拔毒生肌散
生肌散
又方
又方
珍珠十寶膏
珍珠散
又方

拔毒散
金銀散
生肌神散
氷螄散
氷硫散
鉛粉散
神硝散
秘傳斂瘤膏
蝦蟇散

青囊集要卷

南海普陀山僧大智禪師輯

傳徒僧大延仝校

門人王學聖

癰疽瘡毒二

腫瘍方

如意金黃散

治癰疽發背諸般疔腫跌撲損傷溼痰流毒大頭

瘟腫漆瘡火丹風熱天泡肌膚赤腫乾溼脚氣婦
女乳癰小兒丹毒凡一切頑惡熱瘡無不應效誠
瘡科之要藥也

天南星　廣陳皮　蒼朮各四兩
黃蘗　薑黃各十兩　甘草四兩
白芷　大黃各十兩　厚樸四兩
天花粉二十兩

右十味共為咀片曬乾磨三次用細絹羅篩篩淨
再加秋芙蓉花葉根細末五兩磁瓶收貯勿泄氣

凡遇紅赤腫痛發熱未成膿者及夏月時俱用茶清同蜜調敷如欲作膿者用葱湯同蜜調敷如漫腫無頭皮色不變溼痰流毒附骨陰疽鶴膝風等症俱用葱酒煎調敷如風熱所生皮膚亢熱色亮遊走不定俱用蜜水調敷如天泡瘡火丹赤遊丹黄水漆瘡惡血攻注等症俱用大藍根葉搗汁調敷加蜜亦可湯潑火燒皮膚破爛麻油調敷已上諸引調法乃别寒熱温涼之治法也

鐵箍散

治陽瘡腫瘍根脚散漫

五倍子一兩微炒　生大黄四錢　秋芙蓉葉六錢

右三味用醋一鍾入杓内熬滚投藥末攪匀敷患上留頂以紙蓋之乾則以醋掃之一方照本方加寒食麪五錢如陰疽以及皮色不變漫腫無頭者忌敷

又方

敷諸般腫毒

草烏　知母　天花粉

半夏　天南星　五倍子炒

芙蓉葉各等分

右七味為末蜜醋頓熱調敷四圍中留一孔透氣

又方

治癰疽發背疔毒初起

雄黃　熊膽　硃砂各二錢

京墨五錢　麝香三分

右五味共研細末醋調敷已成只用京墨磨汁調

敷四圍

金箍散

治癰毒疔瘡焮熱腫痛根脚散漫

五倍子　　白芨　　白蘞

生大黄各六錢　芙蓉葉白花者良陰乾不經霜者佳二兩

右五味研細末用雞子清些少同醋調敷如乾以

葱頭酒潤之已有頭者露出頭敷四圍

又方

敷一切大毒

膽礬　硼砂　水銀

明雄黄　黑　鉛錢各二
右五味研為細末用火酒調敷如不粘加飛羅麪六錢宜端午日修合
又方
敷一切火毒無名腫毒癰疽初起即消已成即輕
大黄三　柰　生南星
薑黄　生半夏各四兩　白芨
人中白　白芷　天花粉各三兩
草河車一兩

右十味共為細末紅腫者用銀花露加蜜調根脚散漫者用米醋調敷

鐵桶散

治一切腫毒初起敷之立消已成者可保毒不走散未潰者敷之即潰已潰者敷之追出膿毒為瘡家之要藥也

芙蓉葉（九月九日採取陰乾） 五棓子 白芨

白蘞 薑黃（各五錢） 大黃（一兩）

陳小粉（炒黑二兩） 蟹殼（五枚）

右八味共研細末用醋調敷四圍

鐵桶膏

治癰疽發背將潰時根脚走散瘡不收束或已潰根盤仍硬者俱宜用此藥圍敷腫處

膽　礬三錢　銅　緑　白　芨各五錢

輕　粉　鬱　金各二錢　五倍子一兩焙

明　礬四錢　麝　香三分

右八味共為極細末用陳米醋一碗杓内慢火熬至一小杯候起金色黄泡為度待温用藥末一錢

攪入醋內燉温用新筆塗於瘡根周圍以綿紙覆蓋藥上瘡根自生皺紋漸收漸緊其毒不致散大矣

冲和膏

治癰疽發背陰陽不和冷熱相搏者宜用此膏敷之能行氣疎風活血定痛散瘀消腫祛冷軟堅誠良藥也

紫荊皮五兩　獨活　白芷各三兩

赤芍炒二兩　石菖蒲一兩五錢

右五味共為細末葱湯熱酒俱可調敷

芙蓉菊花膏

治癰疽腫毒功能消腫解毒

赤小豆　芙蓉葉　香附

白芨　菊花葉各四兩

右五味共研細每末每一兩加麝香一分米醋調

塗圍住根脚或雞子清調亦可

芙蓉膏

治陽瘡紅焮收根束毒

芙蓉葉秋採六錢　榆麪二兩　生大黃五錢

皮硝一兩

右四味共研細用葱汁童便調敷留頂出毒初起敷之可消不特收束根脚而已也

又方

治癰疽發背痛如錐刺不可忍者能立時止痛

芙蓉葉　黄荆子各等分

右二味共為細末用雞子清調敷四圍留頂中間如烟霧起其痛即止用於將潰未潰之時並效

水澄膏集驗

敷熱毒腫痛紅赤神效皮膚白色者勿用

大黄　黄柏　鬱金

白芨　樸硝　天南星

黄蜀葵花畧一

右七味共為細末用新汲水調攪匀候澄去面上浮水取澄底者敷焮腫處上用紙蓋貼如乾燥噀津潤之

烏龍膏集驗

治癰疽腫毒收束赤暈消腫止痛

番木鼈去殼　生半夏各二兩　草烏五錢

小粉四兩

右四味共入鐵銚内慢火炒至焦枯爲度研細攤泥地上一宿以出火毒用水或米醋調敷四圍留頂以出毒氣

龍虎膏

治一切癰疽大毒無名腫毒堅腫皮厚者

陳小粉一觔醋炒黑　番木鼈二兩連殼炒至焦枯　川烏

草烏　乾薑　白芨
川椒錢各五
右七味共爲細末用米醋調敷凡膿未成者漫頭敷之已成者中留一孔潰爛者敷於四圍外用綿紙蓋貼乾則用温醋潤之
大戟膏
治一切惡瘡疔毒痛不可忍者其效如神陰疽尤妙
真紅芽大戟温茶洗淨去心口中嚼爛敷之立刻止

痛而愈嚼時藥汁不可嚥下

水仙膏

治對口發背乳癰魚口便毒及一切惡瘡毒無論已破未破均極神效凡懸癰諸瘡久不收口者立能止痛生肌百發百中

水仙花兜用黃糖和搗如泥敷之此物鮮者平時難得乾則力緩須存放陰溼之處不可入土以備隨時急用

貝葉膏

治對口發背魚口一切潰爛癰毒與白油膏功同

屢試神效

血餘雞子大一團

右血餘用真麻油一觔以文火熬化去渣再入白蠟二兩鎔化用紙浸油取起再浸再起以油盡爲度其紙要張張隔開放在風前冷透一日用貼患處少刻膿粘滿紙日換十餘次數日膿盡生肌

鳳仙膏

治對口發背魚口便毒及一切無名惡毒瘰癧初

起其效如神

鳳仙花連根洗淨風乾搥取自然汁入銅鍋内加水

儘原汁熬稠敷患處一日一换諸毒初起雖腫如

碗大二三次即消已破者勿用熬膏忌用鐵器

大蒜膏

治惡瘡腫痛呌號不眠

獨頭蒜數顆搗爛麻油拌和厚敷瘡上乾則换敷毒

消痛止無不神效

梅菊膏

治爛頭疔

白梅二枚　大蜒蚰二條　白菊花根一把

右三味共搗爛加透明雄黃和勻同敷乾則再換一二次即愈

五龍膏

治癰疽陰陽腫毒疼痛未潰者敷之即拔出膿毒

五龍草即俗名五爪龍見本草綱目蔓草部江浙多有之　金銀花

豨薟草　車前草連根葉　陳小粉各等分

右四味俱用鮮草葉一處搗爛再加三年陳小粉

并飛鹽末二三分共搗為裯糊徧敷瘡上中留一頂用膏貼蓋避風為主若冬月草無鮮者預採蓄下陰乾為末用陳米醋調敷一如前法并效如五龍草缺少可倍用豨薟草亦驗

馬莧膏

治瘡毒日久膿水不止腫痛不已大有神效初起未久敷之反不見功

馬齒莧又名瓜子菜 搗爛厚敷數日即愈

元珠膏

治腫瘍將潰塗之膿從毛孔吸出已開鍼者用撚
蘸送孔内呼膿腐不淨塗之立化
番木鼈去殼十四枚　盤　蝥八十一枚　柳　枝四十九寸
驢甲片三錢　草　烏一錢　麻　油二兩
右六味用麻油浸七日文火煠枯去渣入巴豆仁
三枚煎至黑傾於鉢内研如泥加麝香一分攪勻
磁罐收貯
龍珠膏
治瘰癧堅硬不潰

龍牙草五兩即馬鞭草　棘棗根五錢　海藻一錢五分

蘇木五錢

右四味切細用水二十碗煎至十二碗去滓又用桑柴灰蒼耳草灰石灰各二碗半紙兩層先鋪籮底次置三種灰於籮內用滚水熱淋取灰汁十碗澄清同前湯於大鍋內熬成膏用巴豆霜白丁香石膏麝香輕粉各少許研細入膏內攪匀磁罐收貯取敷核上時去舊藥其核即潰根小者但塗於根上其核自潰

回陽玉龍膏

治癰疽陰瘡不發熱不焮痛不腫高不作膿及寒熱流注冷痛痹風脚氣手足頑麻筋骨疼痛一切皮色不變漫腫無頭鶴膝風等症但無肌熱者敷之俱有功效

軍薑炒二兩　肉桂去皮研五錢　赤芍炒

草烏炒各三兩　天南星　白芷各一兩

右六味共為細末用温酒調敷

馮氏援生膏

治諸般惡瘡瘰癧鼠瘻初起者點破即愈

雄黃五錢　乳香去油　沒藥去油

血竭各一錢　蟾酥　輕粉各三錢

麝香五分

右七味共為細末用炭灰一斗三升淋汁八九碗以桑柴火熬作三碗取一碗盛磁器內候温將前藥入灰汁中用桑柳枝攪勻再以好風化石灰一碗入藥湯内過夜候冷磁罐收貯凡遇惡瘡當頭敷貼之一日一換次日瘡頭自然蝕破流去膿血

毒水自愈如藥乾將前餘灰汁潤之

坎宫錠子

治熱毒腫痛焮赤諸瘡並搽痔瘡最效

京墨一兩　胡黄連二錢　熊膽三錢

麝香五分　牛黄三分　冰片七分

兒茶二錢

右七味為末用猪膽汁為君加生薑汁大黄水浸取汁釅醋各少許相和藥成錠用涼水磨濃以筆蘸塗之

離宫錠子

治疔毒腫毒一切皮肉不變漫腫無頭搽之立效

血竭　膽礬　蟾酥各三錢

京墨一兩　硃砂二錢　麝香一錢五分

右六味爲末用涼水和搗成錠臨用涼水磨濃塗患處

白錠子

專治癰疽諸毒疔腫流注痰包惡毒初起及耳痔耳挺等證

白降丹四錢　銀黝一錢　寒水石
人中白各二錢
右四味共為細末以白芨和麪打糊為錠每重一錢用陳醋磨敷患處乾則以醋潤之此藥不可入口慎之

蝌蚪拔毒散
治無名大毒一切火毒瘟毒敷之神效
寒水石　淨皮硝　錦紋大黄各等分
蝌蚪即蝦蟆子初夏時河内成羣頭大尾長者收取罈内用泥封口埋至秋天即化為水

右四味將前三味研極細末用蝌蚪水一大碗入前藥末各二兩陰乾再研勻磁罐收貯臨用以水調塗患處

二味拔毒散

治風溼諸瘡紅腫痛癢疥痱等疾甚效

明雄黃　白礬各等分

右二味為末用茶清調化鵝翎蘸掃患處癢痛自止紅腫即消

立消丹

此丹為治疔瘡之要藥貼之頃刻止痛次日腫消
而愈即走黄者貼之亦無不霍然百發百中神效
之至誠疔瘡之聖藥也

松　香用桑柴灰淋汁澄清入松香煮爛用冷水漂過再煮再漂以色白如玉為度取淨末廿兩

百草霜取法須先將鍋煤刮淨專燒百草芽柴刮下煤屑研細篩過再研至無聲為度取淨五兩

沒　藥去油　乳　香去油各三兩　銅　綠研細水飛五兩

白　蠟二兩　黄　蠟十兩

右七味用真麻油六兩入鍋用桑柴火熬滾入松
香候微滾再下白蠟又微滾下黄蠟又微滾下乳

香又微滚下没藥又微滚下銅緑又微滚下百草霜以次下畢隨下隨攪令極匀冷透搓成丸如龍眼核大磁鑵收貯臨用取一丸呵軟捏扁貼患處忌食葷腥辛辣沸湯大熱發物麪食豆腐茄子黄瓜并酒生冷又忌水洗惱怒憂悶房事

一掃丹

專治大小男婦一切癰疽發背無名腫毒赤紫丹瘤纏喉風症初起掃之即消已潰掃之即愈

雄黄　硃砂錢各二　牛黄

麝香各二分

右四味共研極細用猪膽汁調敷毒上其毒自散疼痛即止外用桐油紙撚點著近毒處照之須令冷氣透出毒外自愈

回生丹

治癰疽發背諸毒一切惡瘡等證敷之消散起死回生之神方也

五倍子整個大者去一角入上好銀硃不拘多少再用銀箔糊住角口放銅勺内微火慢慢焙之烟絶

為度研細末放地下出火氣用雄雞蛋者是取蛋清調末務要多摟勻濃其藥稍乾即以雞翎或硬筆蘸藥敷瘡自腫處由外向裏週圍敷之留瘡口連敷三四次止痛消毒如神破後敷之亦妙

宣毒散

治癰疽初起及灸後腫消赤暈不散

露蜂房炒枯三兩　天南星　赤小豆各一兩

小米一合　生草烏一錢　生白礬五分

右六味共為細末磁瓶收貯臨用以陳醋調敷四

畔乾則以醋潤之

乳香定痛散

治一切癰疽焮痛搽之立止

乳香去油　沒藥去油各二錢　寒水石煅

滑石各四錢　氷片一分

右五味共為細末以葱汁調搽其痛立止

三黄散

治一切未破大小火熱瘡癤紅腫焮痛並治湯火

傷俱極神效

大黃　黃芩　黃柏各等分

右三味共為細末用銀花露和蜜調敷火重者加豬膽汁

真君妙貼散　正宗

治癰疽諸毒及頑硬大惡歹瘡異形異類毒氣走散不作膿者宜用此藥不痛者即痛痛甚者即止

蕎麥麪　白麪各五斤　硫黃十斤

右三味共為細末用清水微拌乾溼得宜木箱內曬成麪片單紙包裹風中陰乾臨用時再研極細

新汲水調敷如皮破血流淫爛疼苦等症麻油調搽天泡火丹肺風酒刺染布青汁調搽並效

四虎散

敷一切腫毒

雄黃二錢二分　穿山甲三錢炒　大黃

芙蓉葉　五倍子炒各五錢

右五味共為細末用醋調敷留頂透氣乾則再敷不過十次自消

黃龍散

敷百會疽

雄黃　西牛黃各五分　龍膽草

藁本　白芷　地骨皮

忍冬藤各一錢

右七味共為細末用白酒釀調敷留頂透氣自消

白敷藥

治一切流痰溼痰寒痰喉痰腮癰腋癰婦人乳癰

乳疽乳吹瘰癧等症神效

陳小粉　白蘝　生半夏

白芷　生南星　白芨

五棓子　三柰　人中白各三兩

右九味共為細末火痰用黃蜜調流痰溼痰用雞子清調瘰癧腮癰腋癰喉痰用米醋調乳症用活鯽魚去骨搗爛和藥末再搗極勻敷之

烏龍錠　駢文

治癰疽腫毒初起敷之自消已潰敷之不致走散且易拔毒收口始終可用并敷痰核流注跌打損傷諸症

大黄　五倍子　天花粉

香附　番木鼈　芙蓉葉

萆麻仁　益母草　桑葉

皮硝　雄黄　蒼耳草灰

陳石灰　白芨各四兩　蒼朮

黄柏　川烏　草烏

羗活　獨活　生南星

生半夏　川芎　細辛

赤芍　白芷　甘遂

大戟　　山茨菇各二兩

右二十九味共曬研細末用好醋二十觔入皂角一觔明礬四兩先熬去渣下炒黑陳小粉八觔再熬俟乾溼合宜傾在淨桌上乃以前末二十九味和入楡麪一觔拌擦極勻打為錠每重錢餘曬乾臨用視熱重者用醋和豬膽汁磨寒重者用醋和薑葱汁磨敷

龍虎散

治癰疽腫毒能消能潰能斂始終可用將少許糝

於雲台膏上貼之

雄黃五錢　土貝母　番木鱉各四錢

蜈蚣十條炙　蟾酥三錢　草麻仁四錢

全蝎　殭蠶炒各七枚　穿山甲炒七片

大蜘蛛炙二枚　急性子二十四粒　露蜂房三錢煅炭

硃砂　輕粉　乳香去油

沒藥去油　鉛粉　黃丹

寒水石　磁石煅　銅綠

硼砂　牙皂　母丁香

樟腦　黄蠟　白蠟各二錢
枯礬五分　延胡索　白芷
石决明各二錢
右三十一味共為細末磁瓶收貯臨用糝於膏上
其功甚大

觀音救苦丹

神治一切風寒溼氣流注作痛手足踡攣小兒偏
擂口眼喎斜婦人心腹痞塊攻疼不問年深月久
將藥置患處以燈火點著候至火滅連灰罨於肉

上立見痊愈重者用藥米粒大輕者用藥粞粒大只須一壯不必復灸若患處濶大連排數壯一起灸之且灸時不甚熱痛灸後並不潰膿一茶之頃痼疾如失屢試屢驗真神方也

麝香一錢　硃砂二錢　硫黄三錢

右三味研細末先將硫黄化開次入硃麝同化傾入磁器内候乾再研細隔火化開候化時切如粞米大磁瓶收貯慎勿出氣珍藏聽用

輕雷丸

治人面瘡

輕粉　白茯苓各一錢　雷丸三錢

右三味共研細末敷上即消

二黃消毒散

治癰毒陽症初起紅腫熱痛者

人中黃煅　土子即無名異　生大黃

白芨　五棓子生研　榆皮麪各四兩

右六味共研細末用雞子清或葱汁黃蜜醋調敷

俱可

四白消毒散

治一切腫毒疔瘡

豬牙皂火煨再炒　羌活　大黄

防風　白芷　天南星

白芨　白蘞　連翹各一錢

乳香去油　沒藥去油各五分　貝母三分

右十二味共研細末用雞子清同蜜調敷患處未成形者即消已成出頭者其效亦速

狼毒散

治癰毒疔瘡初起堅腫皮厚者用此敷之則膿成易潰

五倍子微火焙　白芷各四兩　陳小粉炒黑黄色一觔

川烏　黄柏　草烏

狼毒　天南星　生半夏

甘草各一兩

右十味共研細末破者用滴醋調敷四圍已潰者用蜜調敷俱放滾水内頓勻敷之

敷毒失笑餅

治初起一切癰疽大毒
黄　泥一大塊煨熟　連鬚葱一大把　蜂　蜜一鍾
雄　黄三分
右四味搗爛作餅乘熱貼瘡上乾則易之貼一二次自愈
巴豆餅
治癰疽已經成熟而膿未出脹痛不可忍者用此貼之即能破口出毒消脹止痛
巴豆肉二枚去皮膜油　豆　豉十四枚去皮含軟　麝　香少許

右三味研爛少入稀糊同搗揑作餅子如小碁子大貼瘡上須臾必痛忍之良久膿出而愈

二青散

治一切陽毒紅腫疼癢焮熱等症未成者即消

青黛　黃蘗　白斂

白薇各一兩　芙蓉葉　白芨

白芷　水龍骨即艌船舊油灰　白鮮皮各一兩

天花粉三兩　樸硝一兩　大黃四兩

右十二味為末用醋蜜調敷已成者留頂未成者

遍斂

神燈照法

治發背對口乳癰乳巖魚口便毒一切無名瘡毒不論已成未成已破未破破者尤妙

明雄黄　硃砂　真血竭

沒藥各一錢　麝香二分

右五味共為細末用綿紙裹藥捲成撚條約長一尺每條入藥末三分以真麻油潤透燃離瘡半寸許自外而內週圍緩緩照之瘡毒隨藥氣解散不

致內攻初用三條漸加至五七條瘡勢漸平又漸減之每日照一次重者不過六七次大畧腐盡新生日不必再照外貼膏藥內服托裏之劑收功凡陰瘡不能起發又頭面等處難用艾灸者用此照之有起死回生之力真神方也

呂祖一枝梅

治男婦大小新久諸病生死難定之間用藥如芡實大一餅貼印堂之中點官香一枝香盡去藥已後一時許藥處有紅斑暈色腫氣飛散為紅霞捧

日病雖危篤其人不死如貼藥處一時後無腫無
紅皮肉照舊不變為白雲漫野病雖輕淺終歸冥
路小兒急慢驚風一切老幼痢疾俱貼之紅腫即
愈此方用之可預知生死也

硃砂 五靈脂各三錢 銀硃一錢五分

麝香三分 萆麻子五分 雄黃

巴豆仁各五錢

右七味各研細末於端午日午時在淨室中共研
細末加油臙脂為膏磁盒收貯勿經婦女手臨用

豆大一圓揑成餅子貼印堂中其功立見用過之餅投送河内記之

隔皮取膿散

治癰疽腫毒膿已成熟開刀畏痛用此藥敷腫上其膿從皮上拔出腫消漸散

驢蹄研細　五倍子各一兩　白鹽五錢

草烏去皮四錢　蕎麥麪炒二兩

右五味共研細末水調作餅慢火炙黄去火毒再研細醋調成膏攤貼患處其腫漸退

移山過海散

治毒生於致命處用此移於無害部位甚效

雄黄　小麥麪　蚯蚓糞取新鮮者

右三味各等分共研細用好醋調勻漸漸敷於致命處半邊自能移過不致命處

移毒散

凡毒發於骨節間用此藥移之或上或下使無殘疾之患屢試屢驗

白芨一兩六錢　紫花地丁八錢　烏雞骨煆

硃砂　雄黄　輕粉錢一

五棓子焙黄　大黄錢二　豬牙皂角八分

右九味共為末用好醋調敷毒之上截即移至下半截仍照人之虛實內服藥餌

趕毒散又名冲和散

凡大腿內外及兩膝貼骨等處漫腫無頭皮色不變微覺酸痛攣曲乃感受風溼所致若不急治變生貼骨附骨等疽難以收功須用此藥祛寒逐溼透出外絡提移他處出毒即有成管成漏亦能逐

漸收功此方與移毒散相等屢用皆效

紫荊皮炒五兩　赤芍炒二兩　白芷曬乾炒一兩

獨活炒　石菖蒲曬乾炒各一兩

右五味共為細末篩細以好酒和葱頭五枚煎滚

調搽不必留頂一日一換以消腫不痛為度

靈應必消散

專治一切痰核無名腫毒未成者糁於膏工貼之

即內消

草烏　川烏　白芷

川椒各五錢　三柰　川貝母
大黃各三錢　蟾酥曬研一錢　麝香四分
右九味各研細末和勻再研極細磁瓶收貯本方
加伏薑乾末四錢治小兒頭頸上寒痰核最妙

萬應靈丹

治一切癰疽發背諸毒有膿怕開刀者以鍼挑破
浮皮用丹一釐醋調點患處即潰頭出膿或發背
癰疽大毒每用一釐鍼挑破醋調點患處一日上
三次藥性內攻深可寸餘毒氣有門而泄則毒易

消如根盤大者用丹五蓬川貝母末一錢濃茶酒調敷週圍必起黃泡自有黃水流出其毒自消

水銀　青鹽各五錢　皂礬一兩

生鉛二錢五分同水銀研　生礬一兩五錢　火硝一兩二錢五分

白砒　硼砂　明雄黃各一錢五分

右九味研極細末入小瓦罐內頓炭火上鎔化俟藥枯結住罐底用瓦盆一個將有藥罐倒置盆內正中罐口以鹽泥封固另用一大盆盛水將藥罐之盆安置水內罐口四圍以磚圍罐半截下襯冷

灰然後磚上及罐底俱架炭火先從頂上著火從
上而下先文後武昇煉三炷香為度候冷定開看
將盆內丹藥刮下研細磁瓶密貯

神功紫霞丹

治一切惡瘡功能止痛消毒

大蜈蚣一條去頭足瓦上焙爵　香二分

右二味共研細末磁瓶收貯每用少許糝瘡頂上
以膏藥蓋貼之其瘡頭即潰並不疼痛

代鍼散

凡惡瘡大毒腫痛難忍日久不出頭者用此即穿

番木鼈　川烏

右二味用水磨濃以鵝翎掃刷瘡上留豆大一處

出毒乾則再刷不過一時即穿

立馬消丸

治癰疽發背腫毒每用一丸如勢大者用二三丸

乳細糝於太乙膏上如瘡未破貼上以熱手摸百

餘下次日即消如已破先以薄綿紙蓋瘡上再貼

膏藥奏功

川斑猫大者是川産者佳去翅足糯米拌炒　全蝎尾各一百五十枚

蜈蚣三十條　乳香去油　沒藥去油各四錢

真蟾酥三錢酒浸研膏　冰片　麝香各二錢

右八味共為細末用麻黄四兩熬膏為丸如桐子大硃砂為衣畧曬乾磁瓶收貯勿令泄氣

紥藥

專治瘡毒紅腫作痛極效

萆麻子去殼搗如泥鋪舊綢上照瘡毒大小鋪之再取一綢蓋上然後紥瘡毒上拔毒止痛惟紅腫非

常者用之痛止即去若皮色不變陰疽並孕婦胎
前產後忌用
麻藥
凡割毒瘡或取箭頭鎗子敷之麻木不痛
川烏尖　草烏尖　生半夏
生南星　蓽撥各二錢五分　蟾酥二錢
胡椒　細辛各五錢
右八味共為細末用白酒調搽
蟾酥撚子

治瘰癧堅硬不潰

蟾酥黄豆大一塊　白丁香十五粒　寒水石黄豆大一塊

巴豆十粒去殼　寒食麪黄豆大一塊

右五味各研細共合一處再研勻煉蜜搓成撚子每用一根用鍼將瘰癧當頂鍼一孔插撚子入孔內用緑雲膏蓋貼連插三日後單換膏藥俟數日後頑根自脫以膿淨硬退為效如硬未盡再用以盡為度

蟾酥餅

治疔瘡腦疽乳癰附骨疽臀癰一切惡症或不痛
或大痛或麻木用此敷貼瘡頭

潮腦　硃砂各一錢　真蟾酥酒化
乳香去油　沒藥去油　明雄黃
巴豆霜各二錢　輕粉五分　麝香三分

右九味各為細末於五月五日午時在淨室中用
蟾酥酒和丸如菉豆大每用一丸口涎調貼疔瘡
上以膏藥蓋之此藥為丸為條為餅聽便施用一
方加露蜂房一錢瓦上焙存性

拔疔黄丸

凡遇疔瘡將此丸一粒粘於膏上貼瘡頭上外圍烏龍錠二三日揭下有長條硬膿即疔根也如紅絲疔用磁鋒於紅絲走處寸寸割斷再貼此藥指頭疔用雄猪膽入丸藥套之脣疔用糯米飯同丸搗爛貼之

松香二兩　萆麻子四兩二味同在石臼內搗極爛

銀硃　雄黄　輕粉各三錢

黄丹五錢　蟾酥二錢　蜈蚣三條

全　蝎三枚

右九味共研細末再加蝸牛或蟾肝搗爛同拄令匀再入氷片麝香各五分為小丸如菉豆大曬乾勿見火磁瓶收貯勿使泄氣

拔疔散

治疔瘡內有毒根如釘必拔去之方能生肌收功

硇砂　白丁香　輕粉

乳香去油　蜈蚣各一錢　血竭

麝香各二錢　金頂砒六分

右八味俱研極細用蟾酥一錢酒化捜和為丸如芥子大蒂長而尖用時以銀鍼挑破疔頭以此藥插入疔中用膏蓋之候半日許毒根自然拔出

五音錠

凡紅腫惡毒以此錠水磨用新筆蘸藥塗患處留頂出毒氣乾則再塗塗至全消初起用之無不神效陰疽忌之

雄黄　熊胆　京墨

硃砂各一錢　麝香五分　牛黄

右六味先將墨研粉用酒少許化之再入熊膽研膩後入諸藥末共研作錠每錠重五分曬乾忌火烘

保生挺子

治疔瘡背疽瘰癧一切惡瘡

巴豆四十九粒炒研　硇砂　輕粉

金頂砒　雄黃各二錢　麝香一錢

右六味共為細末用黃蠟五錢鎔化入前末和勻為挺子冷水浸少時取出旋丸揑作餅子如錢眼

大將瘡頭撥開每用一餅放瘡頂上用膏蓋貼次
日潰破出膿而愈

走馬回疔丹

治疔瘡初起用鋮挑破瘡頭將此丹一粒插入孔
內用膏蓋之次日追出膿血疔根為效

硃砂　雄黃各二錢　蟾酥酒化
硇砂　白丁香　輕粉各一錢
蜈蚣一條炙　金頂砒　麝香各五分
乳香六分

右十味共為細末糊和成如麥子大插瘡內以膏蓋之

硝煤散

治大疔惡毒神效

火硝　北煤係用過倒地工渣內撿出者各等分

右二味研細末磁瓶收貯凡遇一切疔毒用陳窗糊紙水溼掩疔上再以此藥敷之疔根自出

金倍散

治瘰癧堅硬難消難潰敷之神效

川文蛤一枚攢孔　蜈蚣一條研粗末

右二味將蜈蚣末裝入文蛤內紙糊封口外再用西紙糊七層曬乾麪麩拌炒以紙黑焦為度去紙研極細末加麝香一分再研勻陳醋調稠温敷堅硬處外用薄紙蓋之每日一換

龍泉散

治諸般瘰癧未成者消已成者潰

定粉　龍泉粉即磨刀石上粉也　莪朮酒浸炒乾　三稜酒浸炒乾　昆布去土酒洗各五錢

右五味共研極細末滚水調塗患處用此消堅尤速

山麻餅

治項間瘰癧不辨肉色不問大小日月深遠或有赤硬脛痛貼之皆效

生山藥　蓖麻子肉

右二味各等分搗匀攤貼之

香蛸散

治瘰癧初起消腫止痛

白膠香　海螵蛸　降真香心無土氣者

右三味各等分研末溫水調稠薄紙攤貼

化毒丹

治癭瘤結核毒盛不消

人參三錢　甘草一錢　硼砂

冰片各一分　輕粉五釐

右五味各為細末和勻糝患上即化為水矣

斑砂餅

治癭瘤初起成形未崩根蒂小而不散漫者用之

斑貓二十枚　輕粉　白砒
硇砂　硼砂　雄黃
黃丹　沒藥去油　乳香去油各一錢
大田螺三枚去殼切片曬乾

右十味共研極細糯米粥調勻捏作小碁子樣曬乾先灸瘤頂三壯以藥餅貼之上用黃柏末水調敷蓋藥餅候十日外其瘤自然枯落次用斂口藥斂之

禽糞散

治瘻瘤用此點在瘻之陷處半日作疼必然出水
水銀　鷺糞　緑礬
鵲糞　皂礬　輕粉
硼砂各一錢　潮腦　氷片各五分
麝香三分
右十味研為極細末用鍼刺一小孔然後乘其出血之時將藥點上即粘連矣約用一分以人乳調之點上如雞頭子大一日點三次第二日必然流水流水之時不可再點點則過疼轉難收口矣三

日後必水流盡而皮寬如袋後用收口藥自然平復如故

二汁神消丹

專治癭瘤

銀爐上飛灰一斗入水煎數十沸用棉布濾去渣取清汁入川大黄八兩煎好濾去大黄不用又用礦石灰一觔放鉢頭内將灰汁傾入鉢内再入蟾酥生南星各三兩研為細末和入汁内收貯看瘤大小用羊毛筆蘸汁掃瘤上一日掃十二三次三日自枯其瘤

落下如去皮石榴將白靈藥糝之三日消盡又用紅
昇藥糝上生肌長皮再上鉛白霜自然全愈

魏香散

消散瘿瘤

硼　砂　　阿　魏各一錢　麝　香一分

右三味共為細末用大蒜頭搗爛入藥末五六分
和搗匀看瘤大小捏作餅子貼之自消

二豆散錦囊

治臍突腫痛

天南星去皮臍 白蘞 赤小豆

淡豆豉各一錢

右四味共研細末用芭蕉自然汁調敷四旁得小便利即愈

三香散

治鶴膝風腫痛用此敷之

無名異五錢 地骨皮三錢 乳香

沒藥各一錢五分 麝香一分

右五味共研細末和勻用車前草搗汁和白酒釀

調敷五日患處發癢全愈

三聖散

治流痰漫腫或在四肢或在肩背發無定處皮色不變者用此敷之

生大黄　生南星　白芨各等分

右三味共為細末用生薑汁和醋調敷

四生散

治同上

土子漆匠熬桐油的　生半夏　川烏

生南星　草烏各等分

右五味共研細末用桐油調敷

石硝散

治流痰漫腫

石灰　當歸尾　皮硝

穿山甲　川烏　薄荷葉

草烏各五錢　生大黄一兩

右八味共研細末鹽滷打糊調敷

柏葉膏

治流痰漫腫皮色不變者用此敷之

白蘿蔔葉　扁柏葉（取向北者）　飛麪

右三味共和搗爛敷患上一日一換三日即消敷上宜蓋煖出汗

二鮮膏

治溼痰流注

葱汁（一飯碗）　鳳仙花（一棵搗汁如無鮮者即用乾者一棵研末）

右二汁慢火熬稠入廣膠二錢鎔化再加人中白細末二錢和勻攤膏貼之

皂蒜膏

治同上

蒜瓣三十瓣　皂礬三錢

右二味共搗爛敷貼一炷線香時即洗去次日再敷起泡出水而愈

蠲痛五汁膏

治風寒溼邪侵襲於經絡血脈之中肩臂股膝腰背環跳等處疼痛並治鶴膝風

鳳仙梗搗汁　老薑汁　蒜汁

葱汁　韭汁各一碗

右五汁慢火熬至滴水成珠入萆麻子油三两黄蠟四两收成膏磁罐收貯用細布攤烘熱貼痛處拔出溼邪水液自愈神效

灰汁膏

通治瘤贅皆可用此藥點之凡瘤有六種曰骨瘤曰脂瘤曰肉瘤曰膿瘤曰血瘤曰粉瘤膿瘤一名膠瘤而六者之中粉瘤與膿瘤可决餘皆不可决潰而肉瘤尤不可治治則殺人

桑柴灰　棗木灰　黄荆灰

蕎麥灰　桐殼灰各二升五合

右五味以沸湯淋汁三碗澄清入

斑猫四十枚　穿山甲五片炙脆　乳香去油三錢

氷片五分

右四味共為細末調入前汁中再煎作二碗磁罐收貯臨用時入新石灰調成膏敷瘤上乾則以清水潤之數日破口出毒再用生肌藥收口而愈其效如神

灰漿膏

消瘤神效

天南星　半　夏　草　烏（煅存性）各一兩五錢

右三味煎濃汁去渣入木蓮蓬蒂上白漿二兩（採時以蛤蜊殼在蒂上刮取）攪匀再用石灰（以竹片撥炒候竹片焦黑成炭為度）徐徐投下調成不稀不厚膏子入磁瓶收貯黄蠟封口用時如乾以唾津潤開敷瘤上或木蓮蓬漿潤敷尤妙二三日即愈

摩腰紫金丹

治風寒溼三氣兼痰飲留滯於經絡血脈之中閉塞不通渾身疼痛或上下流走不定等症並治腰痛俱效

附子尖　烏頭尖　天南星各二錢五分

雄黄　樟腦　丁香各一錢五分

吳茱萸　肉桂　硃砂

乾薑各一錢　麝香二分

右十一味共為細末以蜜熬葱汁和丸如芡實大磁瓶收貯不可泄氣每用一丸生薑汁化開敷痛

處用萬靈膏或蠲痛五汁膏蓋貼之
心按此治寒溼挾痰疼痛之方也如溼熱鬱蒸熱
灼筋萎之疾用之而反增劇故醫者臨症以辨別
寒熱爲第一要務百病皆然反即增劇

癰疽瘡毒三

潰瘍方

紅昇丹

治一切癰疽瘡瘍潰後拔毒去腐生新瘡口堅硬肌肉黯黑者用丹少許雞翎掃上立轉紅活為外科必需之要藥誠救生之至寶外科若無昇降二丹焉能立刻奏效

水銀一兩　火硝四兩　白礬二兩

皂礬六錢　雄黃　硃砂各五錢

右六味先將硝礬研碎入銅杓內加燒酒一杯燉
化候一乾即取起研極細末另將水銀硃砂雄黃
共研細末以不見水銀星為度再將硝礬末一共
和入研勻將藥入陽城罐內用鐵燈盞蓋定加鐵
梁於盞上再用鐵甩鐵絲紮緊其罐子口上須先
用鹽滷和罐子泥練極熟搪罐子口上約一指厚
陰乾不可有裂縫如有裂縫將罐子泥補之務要
極乾方可裝藥入內再用綿紙蘸蜜塞罐口合縫
間外用煅石膏細末醋調多刷封固盞上加炭火

二塊使盞熱則罐口封固易乾再用大鐵釘三枚釘堅實坭地上將罐子架三足釘上罐底置堅大炭火數塊外砌百眼爐昇煉三炷香火候第一炷香用底火如火猛則汞先飛上矣第二炷香用大半罐火以筆醮水時刻刷擦鐵盞第三炷香火平罐口用扇搧用筆蘸水頻頻掃盞勿使盞乾如乾則汞先飛上矣三炷香盡去火冷定開看盞上約有靈丹六七錢刮下研極細磁瓶密貯愈陳愈妙昇煉時易備鹽滷調罐子泥如稀糊式以鐵線繫筆頭在竹管上如陽城罐上起緑烟即汞走也急

（以筆蘸鹽泥多多刷在出烟之處封固為要）如將丹收貯磁瓶以蠟封口埋土中數月以去燥性其用更神此丹治小毒用少許糝於瘡上若治癰疽發背諸般大毒用小篩羅挑藥於內以手輕輕彈之勻勻俱要工到如有管用爛飯和丹撚成細條陰乾量淺深插入管內以膏蓋之其管自化

照此昇煉名曰大昇丹其功最大不比小昇丹（即三仙丹）之力薄只可施於尋常瘡癤若遇癰疽大證非大昇丹不能應手且此丹不獨提膿亦能生肌如

瘡毒淌水者用之次日即轉稠膿如瘡肉長平仍
上此丹即可結疤收口始終可用所以為神也
如毒已提盡將收口時用此丹加珍珠散各等分
乳勻名曰半提丹用以收功甚速

拔萃丹

主提膿生肌化管如神

生鉛　水銀　火硝

白礬　青鹽各一兩

右五味同研至水銀星不見為度入陽城罐内用

鐵盞蓋定以鐵梁鐵絲紮緊鹽泥固濟用先文後武火升煉三炷香候冷定開看盞内升藥刮下研細加氷片乳匀收貯（火候俱同紅升丹法則）凡升藥罐底藥渣鏟下研細搽癬疥頗神

五虎粉

治發背疔瘡惡瘡如神起釘拔箭喉痹並效

白礬（飛過）　焰硝（用雄猪膽三枚取汁拌曬乾同礬研合各二兩）

雄黃（八錢五分）　硃砂（一兩同雄黃研細合一處）

水銀（一兩五錢）

右五味用小鐵鍋安定先將硝礬末堆鍋底中心用手指捺一窩再將砒雄末傾放硝礬窩中又以手指捺一窩再將水銀傾放砒雄窩中上用磁器平口碗一隻蓋定外以鹽泥週圍封固放炭火上先文後武升煉三炷香足則藥上升矣離火冷定去泥開看如沉香色為佳研細磁瓶密貯每用時先將瘡頂上以乳汁或米湯點溼摻藥於上過一二時辰再摻一次即散

小升丹即三仙丹

治一切癰疽疔瘡潰後能提膿長肉小毒用之俱有功效若大症必用紅昇丹

水銀一兩　明礬　火硝各一兩二錢

右三味用鐵鍋一隻將硝礬汞研細入鍋內用平口宮碗一隻（先用生薑片擦碗內則不炸碎）蓋定碗口以潮皮紙撚擠定鹽泥封口碗底俱泥固之用炭三觔爐內週圍砌緊勿令火氣透出如碗上泥裂縫即以鹽泥補之昇煉三炷線香為度俟冷定開看碗內丹藥刮下研細磁瓶收貯用之

一法鹽泥只封碗口不封鍋底上貼溼白紙一張但看紙色轉黄則藥已昇工矣鍋底上以鐵秤錘壓之

又法以潮皮紙撚擠定碗口外以研細石膏末捘緊不鹽泥只用鐵錘壓之

白降丹

凡癰疽無名大毒每用少許瘡大者用六七釐小者用一二釐水調敷瘡頭上初起者立刻起泡消散成膿者腐肉即脱拔毒消腫誠乃奪命金丹也

水銀　食鹽　皂礬

火硝　白礬各二兩五錢　硃砂

雄黃水飛各三錢　硼砂五錢 一方用硇砂

右八味先將硃雄硼研細再入鹽硝礬汞皂研至不見水銀星為度將陽城罐放微火上徐徐挑藥入罐化盡微火逼令極乾所謂陰昇之法全在此刻如火大則汞先飛走如不乾則藥必倒塌無用其難如此也再用空陽城罐一箇兩口合住以好綿紙截寸許濶用罐子泥草鞋灰光粉三樣共研

細以鹽滷汁和練極熟兩罐口合際一層泥一層紙糊封五六層候乾將地掘一小坑用碗盛水放於坑内將空罐放水碗内用瓦際靠坑口鋪滿四圍用炭蓋齊地面將有藥陽城罐露地上圍以炭火煅之不可使炭火有空處計燃三炷香完臨煅時如有绿烟起處急用罐子泥補之去火冷定開看空陽城罐内約有丹藥一兩刮下研細磁瓶密貯降藥之神不假刀砭一伏時便見功效勝於刀鍼之險多矣

附　上降藥法

癰疽初起堅硬未成膿者用水調一二釐塗於瘡頂上不可貼膏藥少頃即起一泡挑破出水自消已成而內膿急脹按之隨手而起者此膿已熟矣用水調一二釐點正頂上以膏貼之一伏時大膿自洩不假刀鍼如陰疽根脚走散瘡頭平陷即用降七八釐或分許水調掃於瘡頭堅硬處次日即轉紅活便是吉兆如瘡毒內膿已成久不穿潰者只要出一小頭怕頭出大可用綿紙一塊量瘡大小剪一孔以水潤貼瘡上然後調降藥點於紙孔

内揭去紙以膏貼之則所降之頭不致過大若瘡小藥大反令痛傷胃口爀及良肉不可不知凡鼻塞耳挺痣斑等症點之自落初生小兒及婦女頭面皮肉嬌嫩不可多用如用之不善不無漫腫反招怨尤楊梅瘡將初現之瘡用白降丹點三五個毒俱拔出白降丹點在瘡毒上即追蝕毒氣有幾分深必追至病根方止所以點後疼痛非常若內膿已脹皮殼不厚點之便不十分痛楚有用蟾酥化汁調白降丹用其疼稍減凡癰疽以紅昇丹提

膿兼用珍珠散收口每見升提過甚瘡口四邊起埂亦有瘡口新肉高凸者不如用陳白降丹火氣退盡少許同珍珠散用之不但四邊瘡口平坦更且不留餘毒此又外科不知之妙訣也

附水煉降藥法

新煉出白降丹研細用元色緞五寸將降藥篩勻緞上捲緊以麻線捆紮極緊放瓦銚內清水煮約一伏時內換水三次將緞捲取起掛風處陰乾然後打開以雞翎掃下磁瓶收貯凡治癰疽用之並

無痛楚

紫陽丹

主提膿拔毒

水銀　銀硃　生鉛

百草霜　輕粉　杭粉

雄黄各等分　麝香少許

右八味共研極細末每用少許搽之以膏貼之如

治下疳加兒茶

龍虎如意丹

專治癰疽發背對口腦疽無名腫毒溼痰流注附骨陰疽一切惡症誠外科之砥柱拔毒除腐之聖藥也

紅硇砂揀高者　元參　前胡
膽礬　寒水石漂淨　明礬各三錢
硃砂漂淨　明雄精　五倍子
乳香去油　沒藥去油　雌黃各四錢
杜蟾酥曬研　輕粉　紫草各五錢
當門麝一錢　白降丹陳者佳　梅冰片各二錢

右十八味各研細末配準分兩擇選吉日虔誠修合和勻再研極細末磁瓶收貯不可泄氣

八將擒王散

治癰疽大毒拔膿去腐生肌誠瘍科妙丹也

川五棓（焙研一兩六錢）　蜈蚣（去鉗脚炙一錢二分）　明雄黃（水飛三錢）

全蝎（漂淨去尾炙末七分）　麝香　冰片（各五分）

穿山甲（炙淨二錢）　蟬蛻（去頭足焙脆研七分）

右八味各研細末稱準和勻再研極細末磁瓶收貯備用

桃花散一名八寶生肌散

專治癰疽諸瘡已潰大毒爛肉拔出餘腐未盡新肉將生之際用之拔毒生肌長肉神效異常幸勿泛視

蘆甘石製　白蠟　寒水石漂淨各六錢

熟石膏八錢　東丹漂淨　輕粉

鉛粉　紅昇丹陳者各二錢　冰片一錢

龍骨煅研漂淨三錢

右十味各研細末和勻再研至無聲為度磁瓶收

貯以蠟封口不可泄氣

定痛散

治發背癰毒搭手破爛者用此藥敷之腐肉自脱新肉自生臭穢自淨神效

山藥一兩　白糖霜　大黄各四錢

右三味共搗爛敷瘡上即止痛初時日換二三次三日後日換一次每換以猪蹄湯或甘草湯用軟鵝毛洗淨患處敷之待肉長滿方止

五色符藥

治癰疽諸瘡已潰餘腐不盡新肉不生用之甚效

食鹽五錢　黑鉛六錢　水銀

白礬煆枯　皂礬煆枯　火硝各二兩

右六味先將鹽鉛鎔化入水銀結成砂子再入二礬火硝同炒乾研細入鉛汞再研以不見星為度入罐內鹽泥封固昇煉三炷香火候不可太過亦不可不及過一宿取出其色白如雪將靈藥刮下約有二兩為火候適中研極細磁瓶收貯愈久愈妙　如要色紫加硫黃五錢要黃加明雄黃五錢

要紅者黑鉛用九錢水銀用一兩枯白礬用二兩火硝用三兩再加辰砂四錢明雄黃三錢凡昇煉靈藥碗要炒燥礬要煆枯昇煉火候俱如前法諸方皆同切記

一方諸藥先用燒酒煮乾炒燥然後研細入罐凡昇出靈藥倍加石膏和勻入新罐內再煉一炷香則用之不痛心按不如照前紅昇丹法埋入土中數月以去燥性爲妙

瑩珠膏

治潰瘍去腐定痛生肌并楊梅瘡杖瘡臁瘡下疳等症俱極神效

白蠟三兩　猪脂油十兩　輕粉研
樟冰研各一錢五分
右四味先將白蠟猪脂鎔化離火候溫入輕粉樟冰細末攪勻候稍凝再入冰片研細一錢磁罐收貯凡用先以甘草苦參煎水洗淨患處用油紙攤貼治楊梅瘡加鉛粉三錢頑瘡乳巖加銀硃一兩臁瘡加水龍骨三錢即陳年修船石灰或龍骨四錢

生肌玉紅膏

治癰疽發背諸般大瘡潰爛瘡口濶大爛孔極深

洞穿臟腑止隔一膜者用新棉花一團如瘡孔大塗藥其上塞入孔内用太乙膏蓋貼一日一换數日肉自長平如諸瘡潰爛流膿時先用豬蹄湯或甘草湯將患處洗淨軟帛挹乾用抿子脚挑膏搽於患上用膏蓋之新肉即生瘡口自斂乃生肌之神品也

當歸　白蠟各二兩　白芷五錢

輕粉　真血竭各四錢　甘草一兩二錢

紫草二錢

右七味用真麻油一觔將當歸白芷紫草甘草四味浸三日入鍋內慢火熬枯用絹濾清去渣將油復入鍋再熬滾入血竭細末化盡次下白蠟微火上又化盡用茶鍾四個預放冷水中將膏分作四處傾入鍾內過片時方下輕粉研極細每鍾分投一錢攪勻過一日夜出火氣用之

加味八寶丹

專治癰疽發背對口一切無名腫毒提膿去腐生肌長肉應效如神

珍珠　馬瑙煅　明雄黄飛淨
白蠟　海螵蛸漂淡　鱸甘石製飛淨
乳香去油　没藥去油　露蜂房煅存性各一錢
全蝎二枚洗淨炙　龍骨煅　象皮炙各一錢五分
紋銀屑　輕粉　狗脊炭各二分
麝香　冰片各一分
右十七味共為極細末磁瓶收貯以蠟封口不可
泄氣每用少許糝於瘡上用膏蓋之
金花散

治爛腿臁瘡連年不愈臭爛不堪並治一切癰疽瘡毒功能去腐生肌

熟石膏一觔研極細　黃丹飛淨一兩

右二味和勻再篩再研用真香油調搽上蓋油紙一日一換不可用茶水洗如有膿水流開隨用藥敷水流之處以免爛開若婦女一見月信雖愈復發後再搽自有功效

五寶散

此生肌藥屢用神效

人指甲五錢紅棗去核用頭髮五錢包紮同象皮薄片五錢放瓦上炭火内炙鎔成團存性加麝香七分梅氷片三分共研細如香灰磁瓶收貯以蠟封口不可泄氣臨時取用

山蓮散

治瘡毒潰爛不堪内腑止隔一膜者撒上立見奇功神效無比

活鯽魚大者一尾破腹去腸雜以山羊糞塞滿魚腹放瓦上慢火焙乾存性加麝香一錢研極細如灰麪細

磁瓶收貯用蠟封口勿使泄氣聽用

生肌定痛散

治一切瘡毒潰爛紅熱腫痛有腐者用此化腐定痛生肌

生石膏一兩為末用甘草湯飛五七次　辰砂三錢飛淨

硼砂五錢　冰片二分

右四味共為細末磁瓶收貯每用少許糝患處

輕乳生肌散

治諸毒潰爛紅熱腫痛腐脱者用此定痛生肌

石膏煅一兩　血竭　乳香去油
輕粉各五錢　氷片一錢
右五味共研細末磁瓶收貯有水加龍骨白芷各一錢不收口加雞內金象皮各炙一錢糝於患處

腐盡生肌散

治癰疽諸瘡潰爛腐肉已盡本原虛弱不能生肌收口者用此大有功效

兒茶　乳香去油　沒藥去油
血竭　人參三七各三錢用人參更妙

氷片一錢　麝香一分

右七味共為細末磁瓶收貯有水加煅龍骨一錢欲速收口加珍珠一兩蟹黃二錢取團臍蟹蒸熟取黄曬乾收用亦可用豬脂半觔熬去渣加黃蠟二兩鎔化傾碗內候稍温入前藥調成膏攤貼治諸瘡久潰及年久臁瘡俱極神效治杖瘡則三七加倍用之再加鹿腿骨以溼紙包裹煨之以黃脆為度黑焦則無用為細末糝之生肌甚速

月白珍珠散

治諸瘡新肉已滿不能生皮及湯火傷痛并下疳
腐爛痛甚等證

青缸花五分　輕粉一兩　珍珠一錢

右三味共為細末糁於患處下疳腐爛用猪脊髓
調搽一方用雞子清傾瓦上曬乾取清為末糁之

抜毒生肌散

治諸瘡毒四邊紫黑不消瘡口不斂

紅昇丹　輕粉　蓖麻仁去油各三錢

乳香去油　黄丹各二錢　石膏煅一兩

琥珀一錢乳細

右七味共研細末糝於患處以膏貼之

生肌散

治諸瘡毒已化盡肌肉不生

乳香去油　赤石脂　兒茶

海螵蛸　血竭　鼈甲

黑鉛各一錢　硼砂生肌全在此味　沒藥去油各二錢

輕粉三分

右十味先將黑鉛加水銀一錢同鎔化再將前藥

研細入於鉛汞內研極細糝之如初起加黄柏一錢作癢加白芷一錢

又方

主化腐生肌收口

紅昇丹一錢　血竭　海螵蛸

象皮焙焦　黄丹　輕粉各三錢

赤石脂　兒茶　紫河車煅各五錢

乳香去油　沒藥去油各二錢

右十一味共研極細末磁瓶收貯每用少許糝於

膏上貼之如瘡口紅熱加珍珠寒白加肉桂虛陷
加人參各二錢共研細和勻用之

又方

治諸瘡餘毒未盡不能生肌收口者

人參　西牛黃　珍珠

琥珀　熊膽　乳香去油

沒藥去油各二錢　蘆甘石煅研細飛淨　海螵蛸去骨漂淡

龍骨煅研細飛淨　石膏煅　輕粉各五錢

鉛粉水飛曬燥微炒二兩

右十三味共研極細入氷片五分再乳千餘磁瓶
密貯每用少許妝口如神

珍珠十寶膏

治癰疽大毒及刀傷咬傷杖瘡生肌定痛神效

珍珠一錢　輕粉　鉛粉各五錢

潮腦四錢　乳香去油　沒藥去油各二錢

白蠟八錢　琥珀八分　氷片三分

右九味先將豬油四兩入鍋熬化去渣再入白蠟
化盡離火入研細珠輕鉛乳沒五味細末將凝入

琥珀冰片潮腦攪勻冷定磁罐密貯不可泄氣臨用時以抿脚挑放掌中鎔化塗之以膏蓋貼

珍珠散

治癰疽瘡瘍潰爛日久不能長肉收口者

蘆甘石（製飛淨八錢） 珍珠（一錢） 琥珀（七分）

龍骨（煅飛淨） 赤石脂（煅飛淨） 硃砂（水飛淨）

鍾乳石（甘草湯煑一時水飛） 象皮（焙） 血竭（飛淨各五分）

右九味共研極細末每藥一錢加冰片二分共研勻磁瓶收貯不可泄氣每用少許糝瘡上用膏蓋

貼立能生肌長肉

又方

治下疳皮損腐爛痛極難忍及諸瘡新肉已滿不能生皮又治新婚玉莖損傷新娶陰户傷痛搽之極效並治湯潑火傷皮損肉爛疼痛不止

珍珠一錢　真青黛飛淨五分　輕粉一兩

右三味共研極細如飛麪磁瓶收貯初起搽之即愈若腐爛疼痛先用甘草湯洗淨猪脊髓調搽湯潑火傷痛者以玉紅膏調搽有水加滑石没藥去

油龍骨各三錢研極細入前藥和匀乘瘡膿汁未
乾糝之不可見水自結痂而愈

象皮散

凡爛孔如掌大者先用此撒上至孔收小後用六
和散或生肌散收功亦主刀傷跌損出血

猪身前蹄扇骨煅炭研細十兩　象　皮炙存性研一兩

右二味共研極細末磁瓶收貯

六和散

主生肌收口

海螵蛸去骨漂淡　龍齒研水飛　象皮炙存性

血竭　乳香去油　輕粉各等分

右六味共研極細末磁瓶收貯或乾糝或熬雞子油調拂

不二散

治毒生手足指頭橫紋區處蛇頭蛇眼蛇腹等症拔毒去腐其效如神

蜈蚣八錢曬乾生研　明雄黃水飛四錢

右二味共研細末看症輕重量用雄猪膽汁調敷

患上如生指上將藥入猪膽内套在指頭用線紮定立刻止痛乾則易之套三四次即潰潰後仍用此藥摻膏上貼之功能拔膿去腐再用生肌八寶丹收功凡瘡生橫紋之處忌開刀開即翻花綿延難愈又忌灸灸即痛苦異常并勿用升降拔提之藥若悞用之致橫肉吊空腫脹難以收口此為醫治失宜反增痛苦慎之

提毒丹 一名七星丹 又名八仙丹

凡腫毒初起每用二三釐先看瘡勢大小即以膏

藥照瘡大小週圍用大蒜搗如泥敷膏藥上中留一孔入藥於內次日即起小泡挑去水泡即消如已潰者糝藥於瘡孔內亦能拔毒生肌神驗

乳香去油　沒藥去油各二錢　元參瓦上焙脆

前胡瓦上焙脆　血竭　麝香各四分

斑猫八錢去淨頭翅足陰陽瓦焙脆

右七味各研細末於端午日午時共和研勻磁瓶窯貯不可泄氣

一方乳香沒藥各用一錢二分血竭用六分加冰

片四分餘同於端午日焚香虔誠修合每用一分同大蒜頭搗爛敷毒四圍挑破瘡頭聽其流出毒水外貼膏藥中剪一孔以出毒氣此治癰疽疔瘡之聖藥也其效甚速

陰陽至聖丹

治一切癰疽諸瘡功能解毒生肌

人參　廣三七　兒茶研水飛淨

五棓子各一兩　真血竭　籐黃

乳香去油各三錢　輕粉　氷片各一錢

川貝母去心二錢

右十味共爲細末研至無聲爲度磁瓶密貯不可

泄氣無論陽癰陰疽用之皆效二三次即愈

抵金散

治癰疽發背潰爛作痛

蟻螂蟲五月五日收採不拘多少裝入竹筒內陰乾

右一味研爲極細末磁瓶收貯每用分許糝於瘡

上以膏蓋之

海浮散

治癰疽瘡毒能解毒定痛去腐生新其功甚大不可輕視

乳香 沒藥各等分

右二味放箬葉上火炙去油研為極細末糝患上以膏蓋之此藥如毒未盡則能化毒提膿已盡則能定痛生肌斂口其神妙難以言喻

化腐紫霞膏正宗

治癰疽發背瘀肉不腐不作膿者又諸惡瘡內有膿而外肉不穿潰者

萆麻仁研　輕粉各三錢　巴豆肉研五錢
螺螄肉　潮腦各一錢　血竭二錢
金頂砒五分

右七味為末研勻磁瓶收貯臨用以麻油調搽頑硬肉上至頑者不過二次即軟

推車散

治癰疽諸瘡日久不愈內有多骨用此藥吹瘡孔內次日不痛多骨自出如吹後周時無骨出則知內無多骨也

蜣螂炙酥一錢　乾薑五分

右二味共為細末磁瓶收貯臨用糝瘡上以膏蓋之

拔毒散

凡瘡口堅硬肉色紫暗而不紅活者此內毒未盡也宜用此藥敷之

巴豆霜　雄黃　麝香各一錢

氷片五分

右四味共為細末糝於膏上貼之則拔盡毒氣

金銀散

治惡瘡極癢如破爛爛孔癢極者用白蜜調敷

硫　黄二兩入銅杓內鎔化　銀　硃五錢

右二味攪和離火倒油紙上冷取研細用醋調敷

生肌神散

治物瘤割破以此搽之

石　灰千年者佳　三七根　血　竭各三錢

人　參　象　皮　乳　香去油

沒　藥去油　木　香各一錢　兒　茶二錢

輕粉五分
右十味各為細末和勻再研至無聲為度修合須
用端午日不可使一人見之
氷螄散
治瘰癧先用隔艾灸法灸七次候灸處起泡用小
鍼挑破將藥一二釐口水調成餅貼上膏藥蓋之
不論何項膏藥一日一換七日後四邊裂縫再貼七日其
核自粘膏藥而出矣瘰癧形長者及根大頭小忌
用並治癭瘤頭大根小者亦效

大田螺五枚去殼綫穿曬乾白砒一錢二分麫裹煨熟梅氷片一分

真硇砂二分

右四味各為細末和勻再研極細磁瓶收貯以蠟封口不可泄氣

氷硫散正宗

治瘰癧潰爛

樟氷　明礬　川椒各二兩

硫黄三兩

右四味共為細末先用白蘿蔔一枚挖空將藥填

入其中仍用原皮蓋好用溼紙包三四層火内煨半時許取出候冷去蘿蔔用藥研細熟猪油調搽患上自愈

鉛粉散

治冷疔生於脚上初起紫白泡疼痛徹骨漸至腐爛孔深紫黑血水氣穢難聞經久不瘥者用此大效

黑鉛 四兩鐵杓内鎔化傾入水中再鎔再傾如此百遍以鉛盡為度去水取澄下者三錢研細

松香 一錢　黄丹 飛炒　輕粉 各五分

麝　香三分

右五味共研細末先用葱湯洗淨麻油調搽瘡口

油紙蓋好

神硝散集驗

專治癰疽潰爛臭穢

蛇床子二兩研碎　樸硝一兩

右二味和勻每用三錢水一碗煎三五沸通手洗

之

秘傳斂瘤膏

癭瘤枯藥枯落後用此搽貼自然生肌收口

血竭　海螵蛸　象皮

乳香去油　輕粉　龍骨各一錢

右六味研極細末用雞蛋十五枚煮熟去白將黃熬油一小杯入藥和勻每日早晚用甘草湯洗淨患上雞翎塗之以膏藥蓋貼

蝦蟇散

治一切無名腫毒惡瘡久不收口凡陰疽鼠瘻楊梅結毒等症百藥不效者惟此最宜

硫　黄三錢　胡　椒二錢

右二味共研細調匀取癩蝦蟇一枚眼紅腹無八字紋者勿用將藥納入口内用線將口捆緊外用黄泥包裹入炭火中燒之候泥團紅透取出用碗蓋住候冷去泥取蝦蟇研為極細末忌用鐵器調真小磨麻油用淨鴨翎舊筆亦可蘸敷候瘡出毒水數日毒盡而愈百發百中寶之重之終身永戒食蝦蟇

平安餅

治癰疽惡毒翻花惡肉凸起名曰毒根俱宜用此

貼之

烏梅肉一錢　輕粉五分

右二味和勻研至不見粉亮為度如硬用津少許不可用水研至成膏照患口大小作薄餅幾枚貼於毒根外再用膏蓋之立即應效

黑龍丹 一名收餎散 附治脫肛方

治一切惡瘡怪毒或生於橫肉筋窠之間因擠膿用力太過以致餎肉突出如梅如粟翻花紅赤久不縮入此乃損傷氣脈使然嘗見瘍科不明其義

輒以降蝕腐化但腐去其小者復又突出大者屢

蝕屢突經年累月終不全愈惟此方立可奏捷

熟地黄切片烘乾炒枯一兩　烏梅肉炒炭三錢

右二味和研至極細糝於膏藥上貼之不過三五

日其胬肉收進用生肌散收口即愈

凡陰虚腎氣不足之人或患脱肛諸藥不效用此

丹以防風升麻各一錢煎湯調搽立即收上再服

補中升陽煎劑自愈屢試神效

綠棗散

治瘡毒翻花

大棗去核入銅緑如棗核大 瓦上焙枯存性為末 輕粉少許

右二味共研極細末摻於患處用膏蓋之

止血丹

治瘡中出血

藕節瓦上焙枯存性為末

右一味研極細末摻於患處用膏蓋貼